MATHS

Fill the empty spaces "____" with the right number (whole number) or the right operator.

MATHS 1

$81 \div 9 = $ _____	$65 - 33 = $ _____	$66 \times 48 = $ _____
$95 + 30 = $ _____	$75 - 23 = $ _____	$94 \div 2 = $ _____
$18 - 17 = $ _____	$52 - 45 = $ _____	$85 \div 5 = $ _____
$37 \times 84 = $ _____	$71 \times 96 = $ _____	$26 \div 2 = $ _____
$31 + 56 = $ _____	$22 + 39 = $ _____	$28 \times 58 = $ _____
$54 + 30 = $ _____	$12 + 62 = $ _____	$85 - 41 = $ _____
$68 + 48 = $ _____	$97 \times 43 = $ _____	$37 + 26 = $ _____

MATHS 2

923 ÷ 1 = _____	715 x 379 = _____	603 x 997 = _____
919 ÷ 1 = _____	961 - 821 = _____	901 x 104 = _____
536 - 119 = _____	427 ÷ 7 = _____	238 ÷ 2 = _____
155 x 610 = _____	806 + 262 = _____	950 - 560 = _____
699 ÷ 3 = _____	835 ÷ 5 = _____	369 x 478 = _____
804 - 672 = _____	414 ÷ 9 = _____	951 ÷ 3 = _____
992 ÷ 4 = _____	682 x 577 = _____	401 - 315 = _____

TRACE

Using a pencil, follow the dots and trace the image

Trace the image. 1

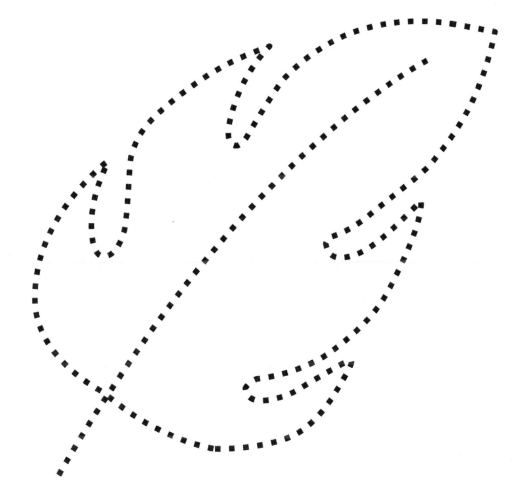

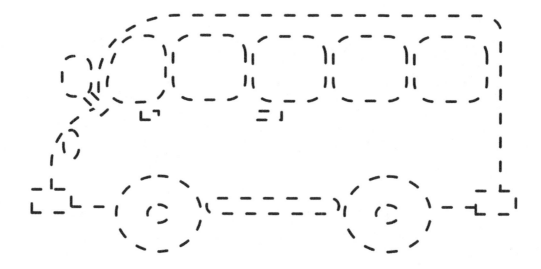

Trace the image. 3

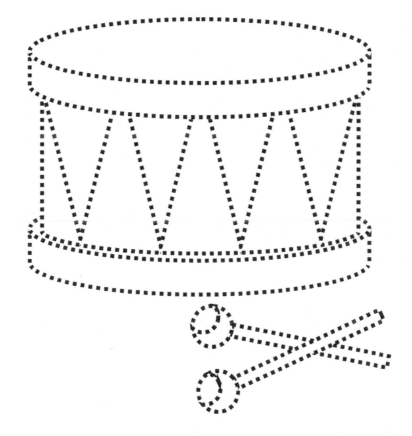

Trace the image. 4

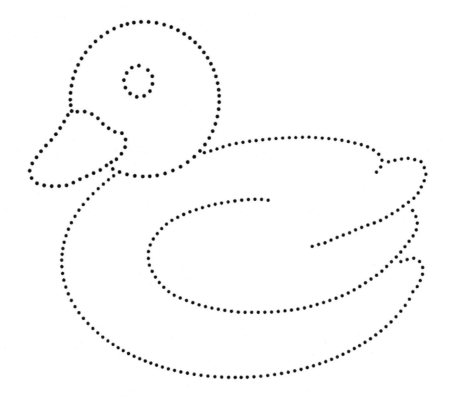

Trace the image. 5

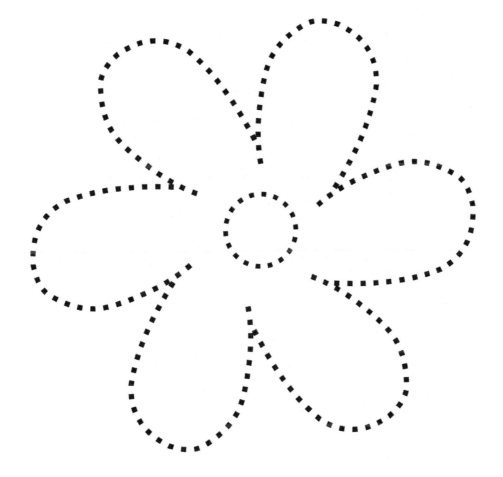

Trace the image. 6

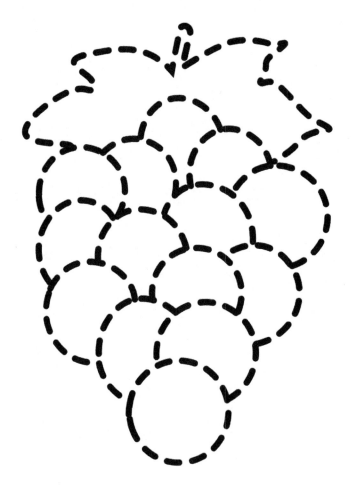

Trace the image. 7

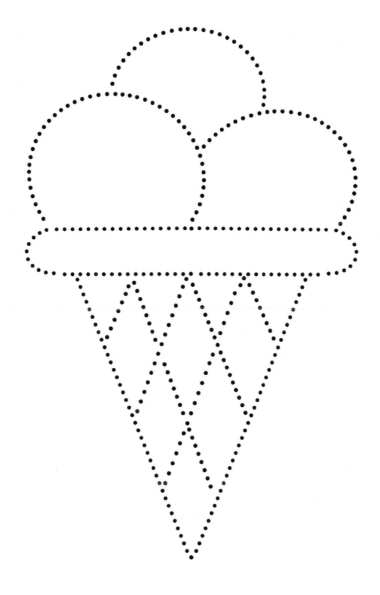

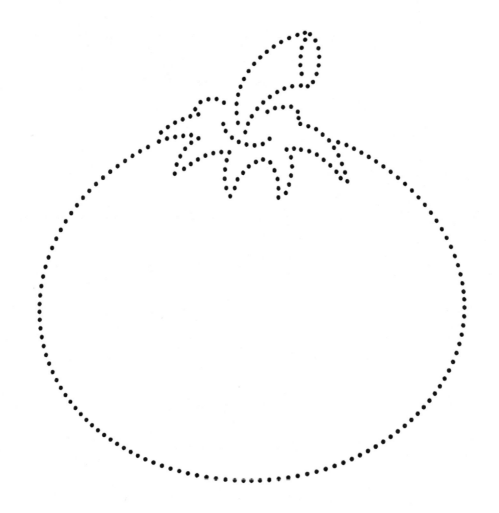

Trace the image. 9

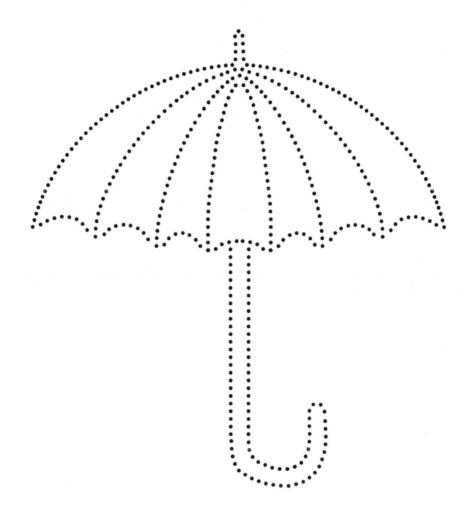

DOT TO DOT

Using a pencil, join the dots using the numerical number starting at one (1)
On each page is a reference to what the final image looks like.

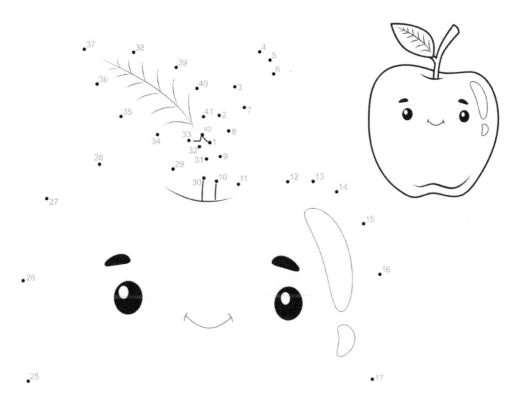

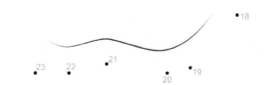

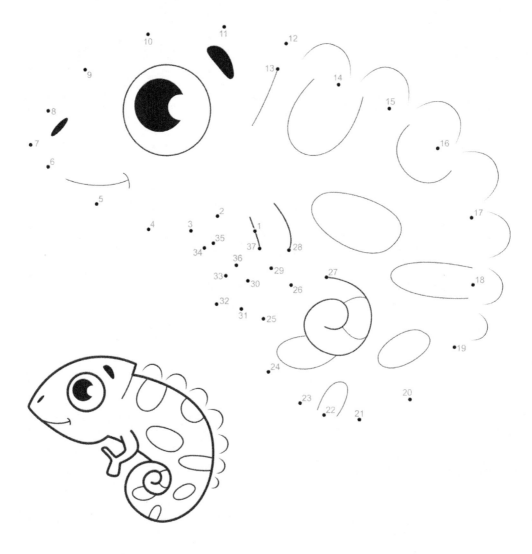

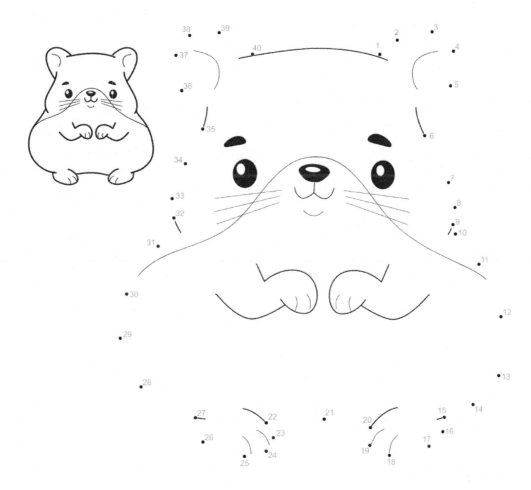

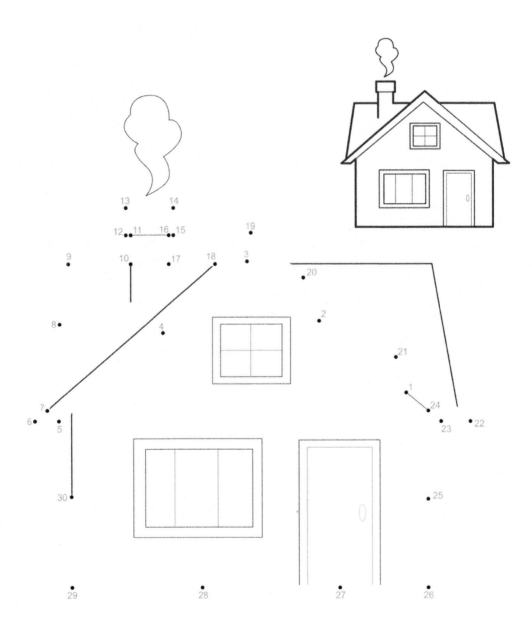

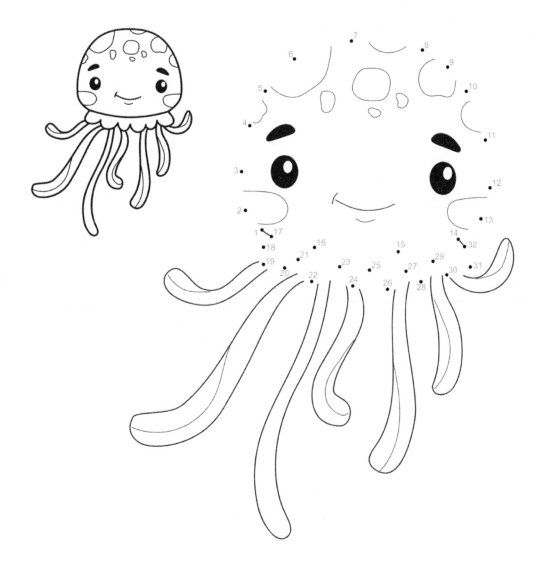

Dot to Dot 6

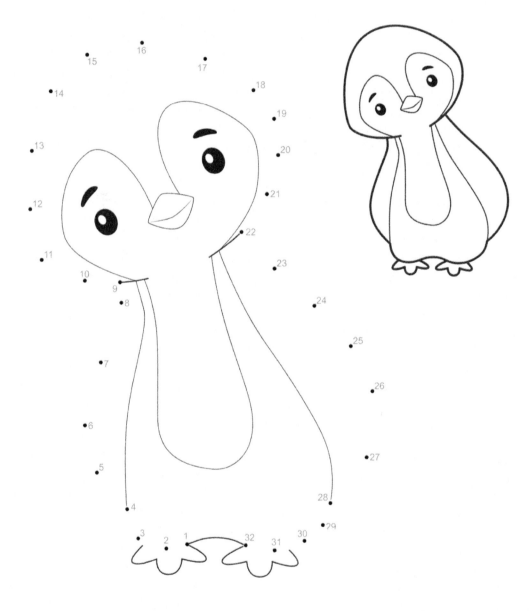

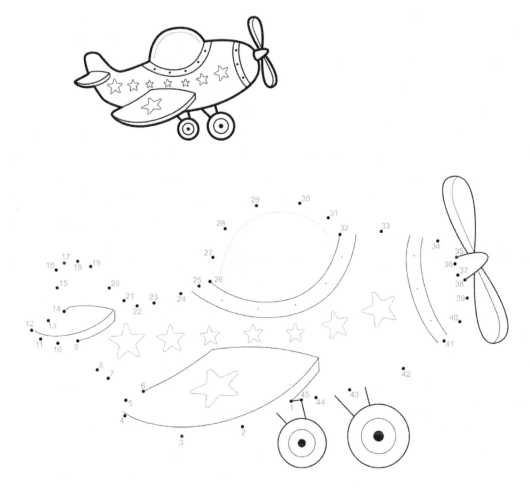

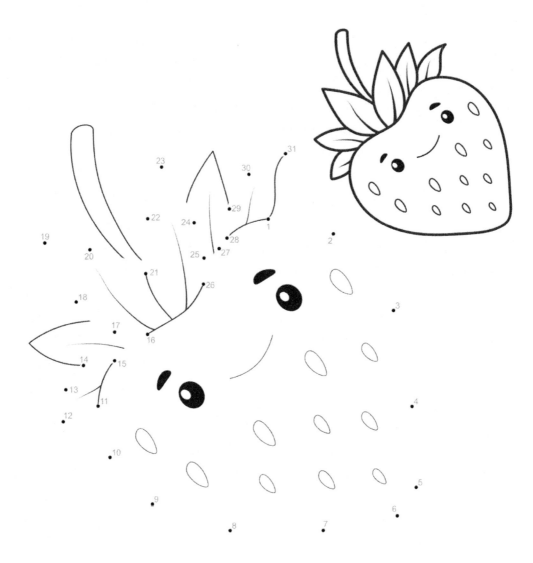

COLORING IN

Use your imagination and color in the following drawings.
Try to stay within the lines.

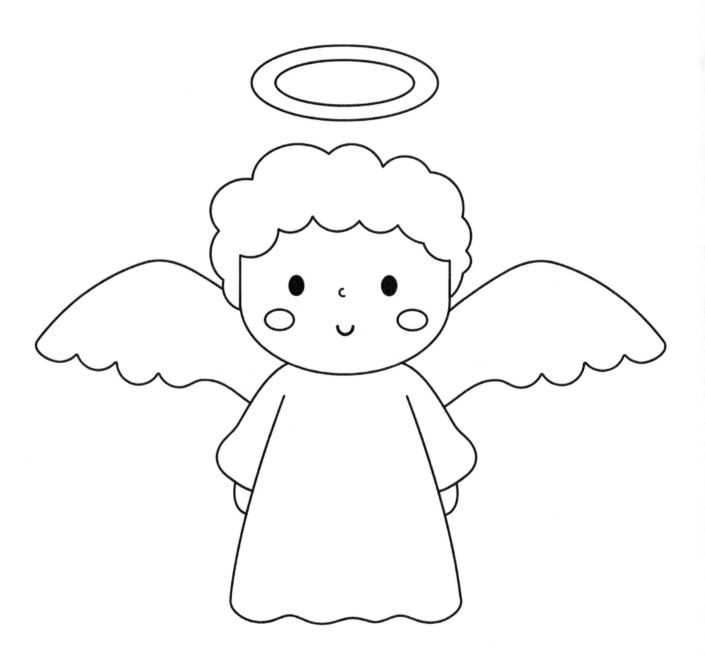

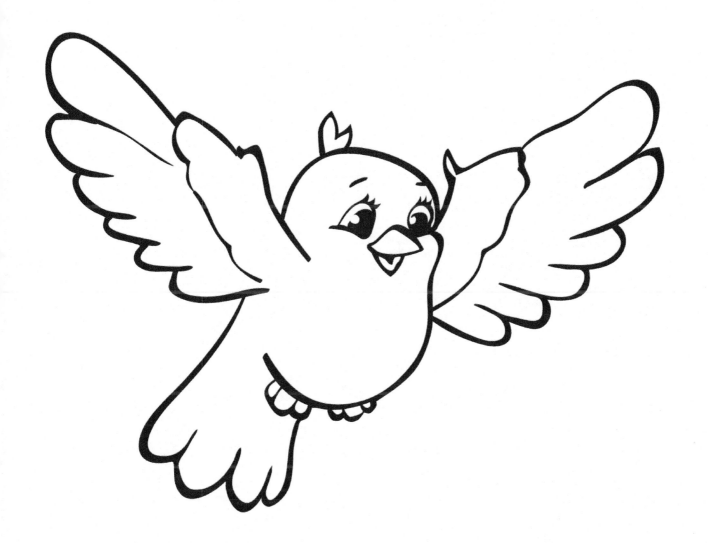

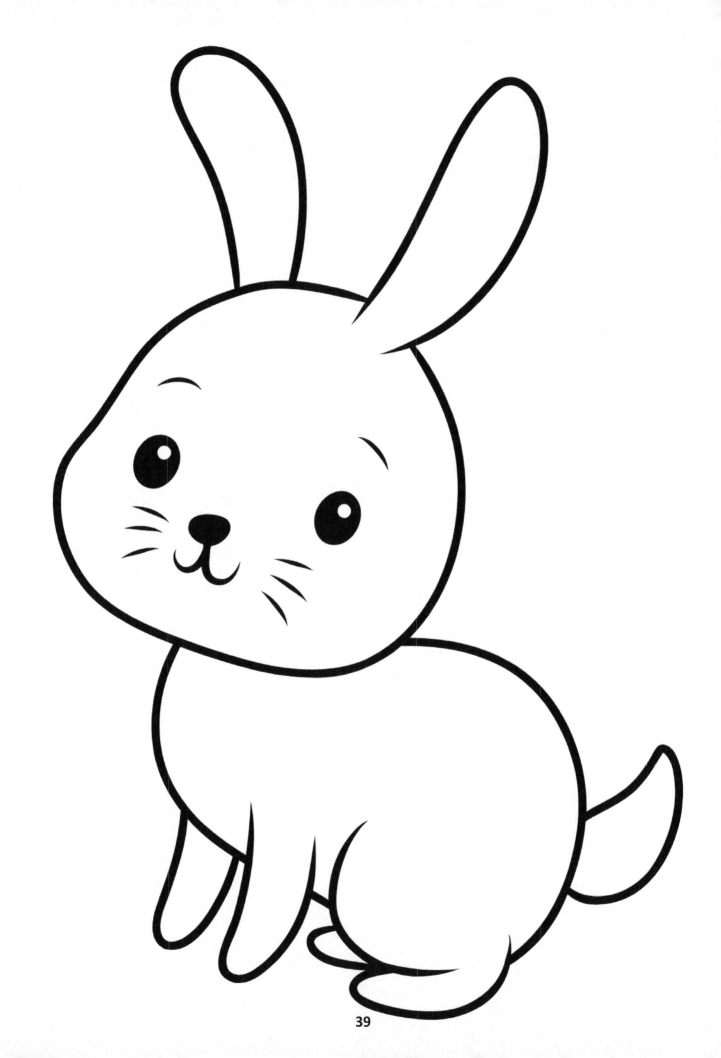

39

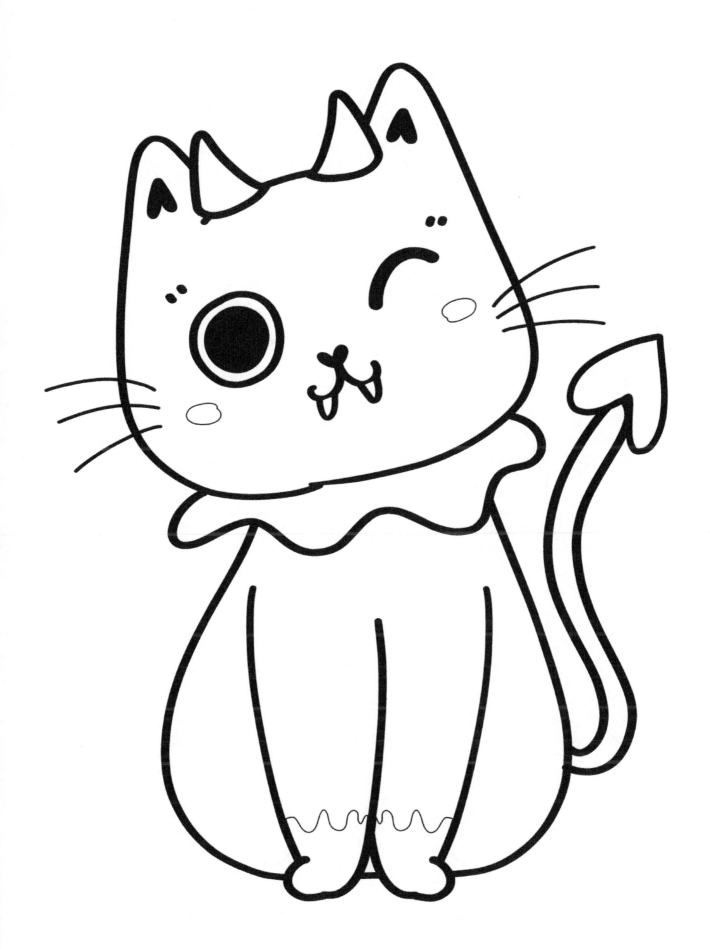

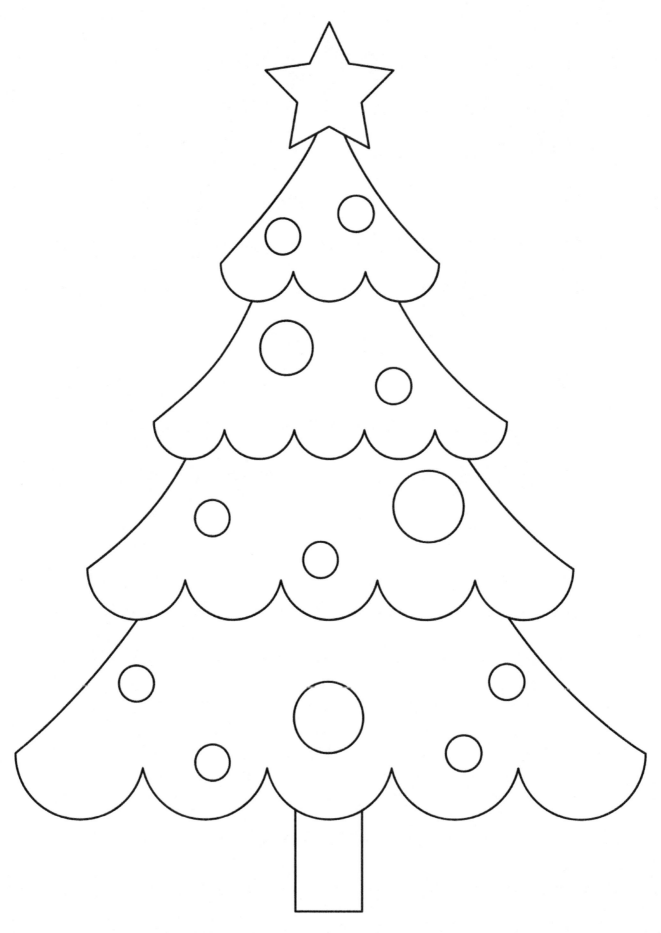

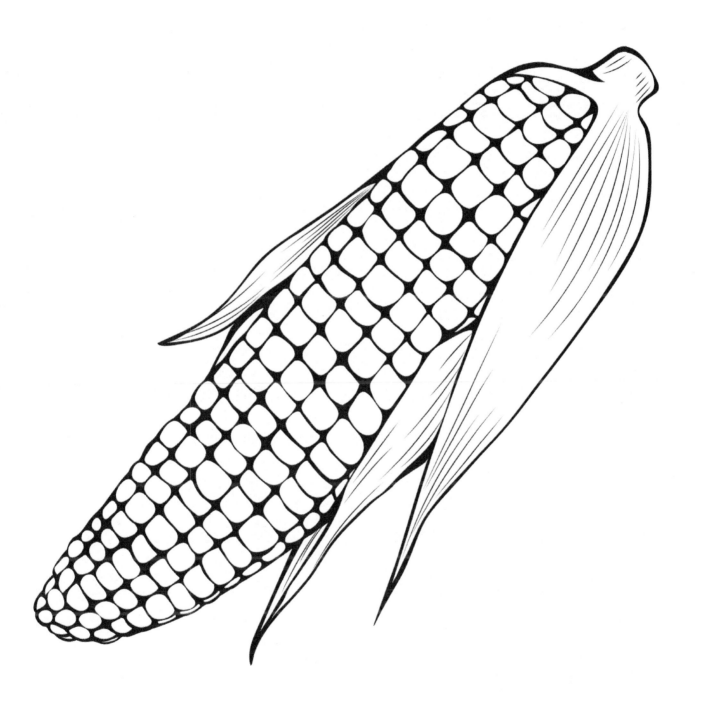

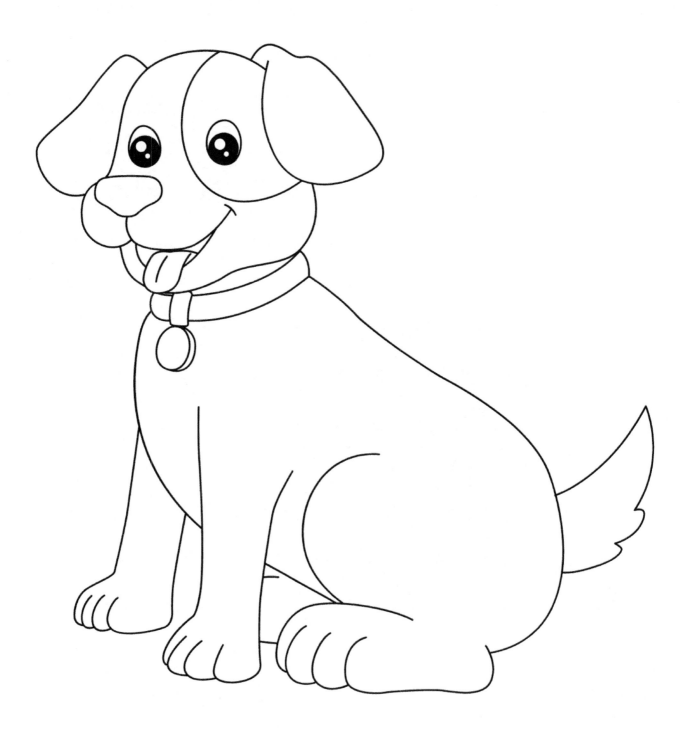

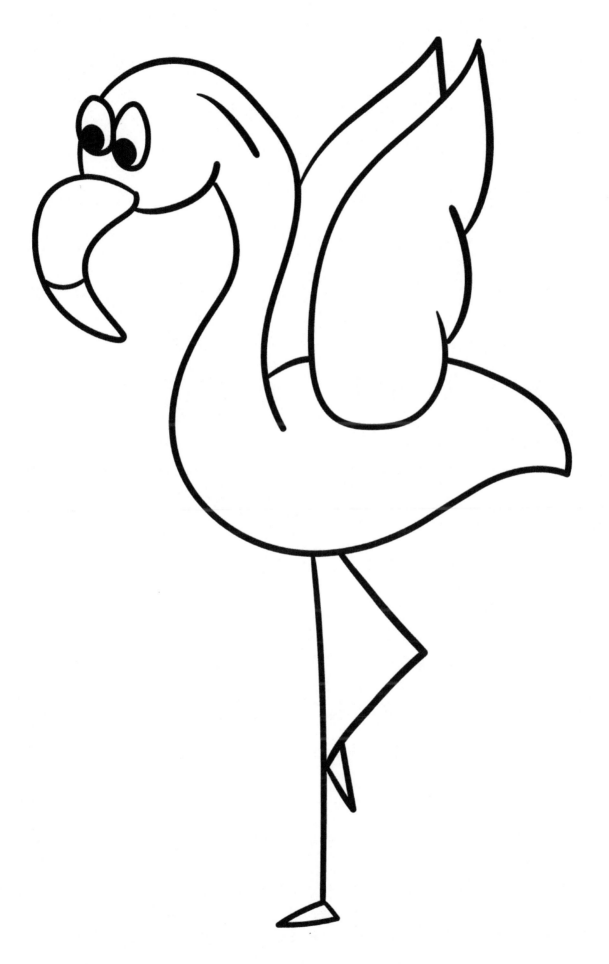

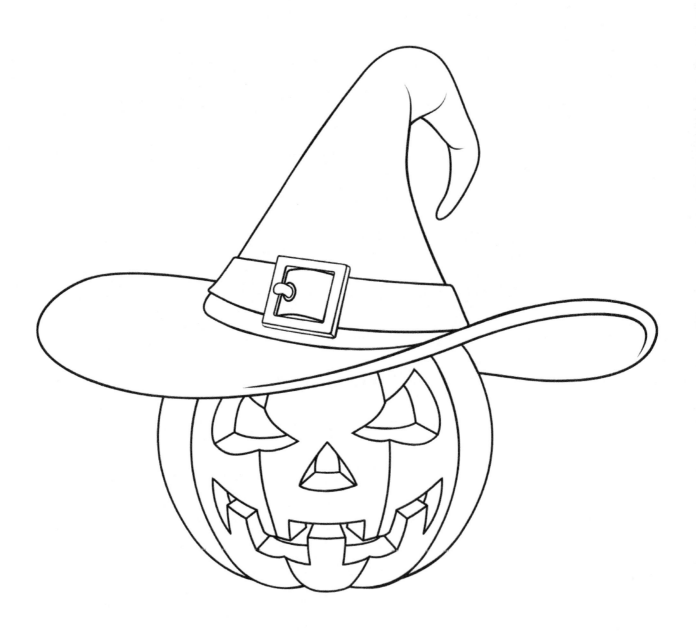

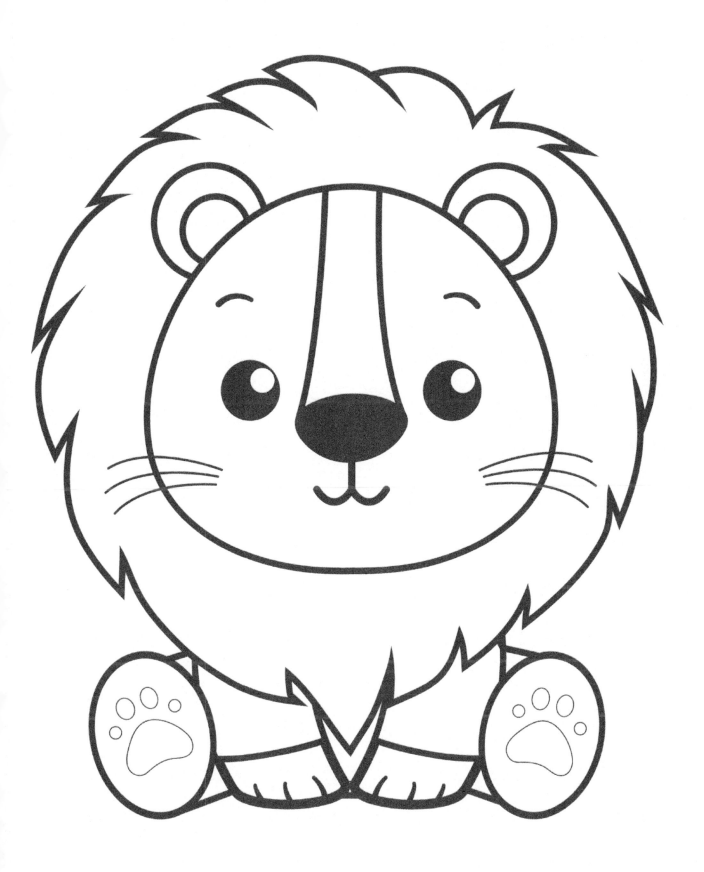

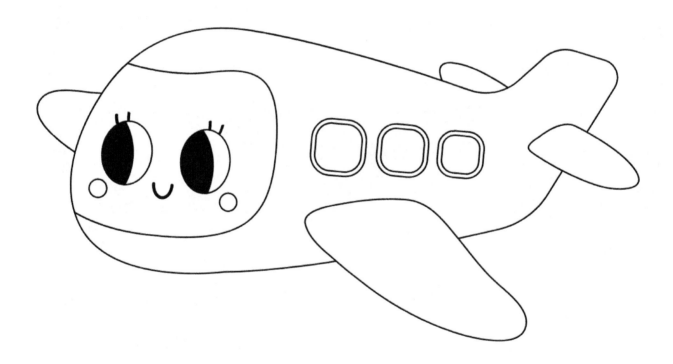

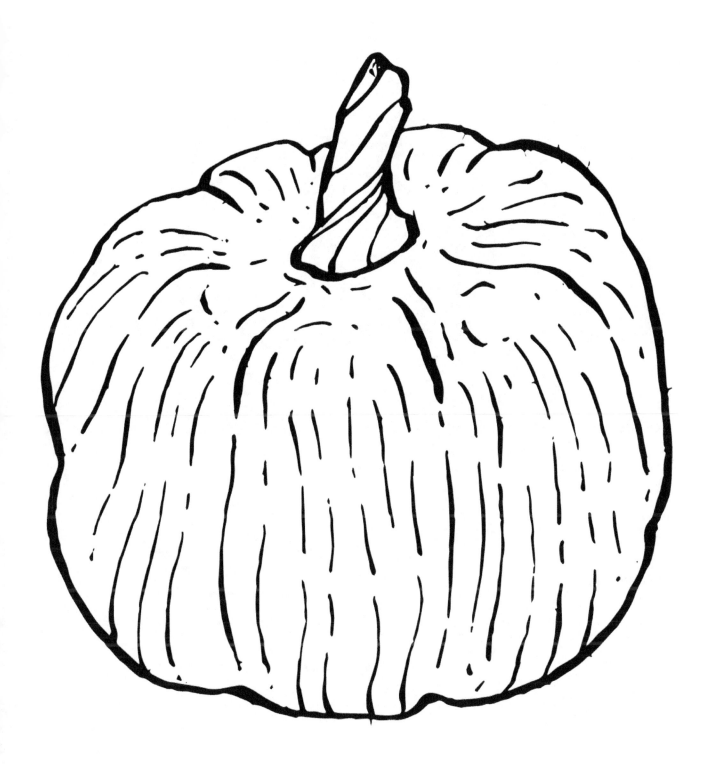

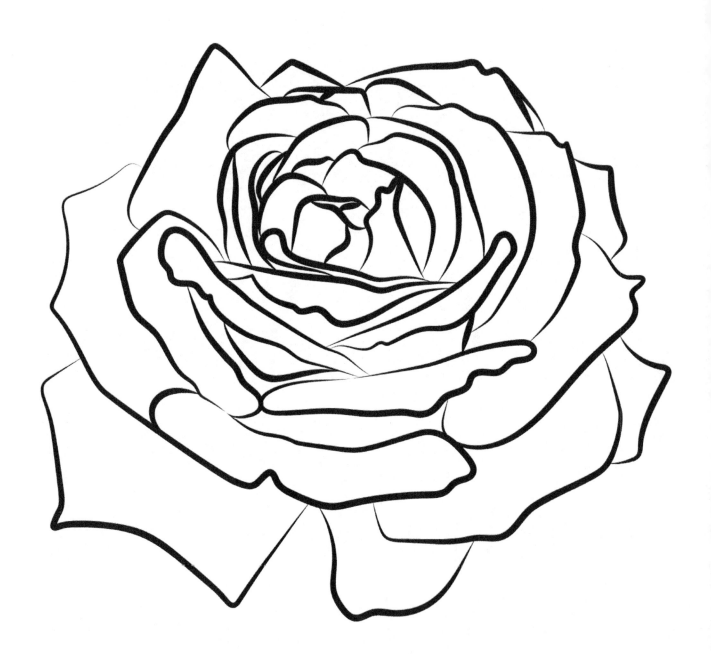

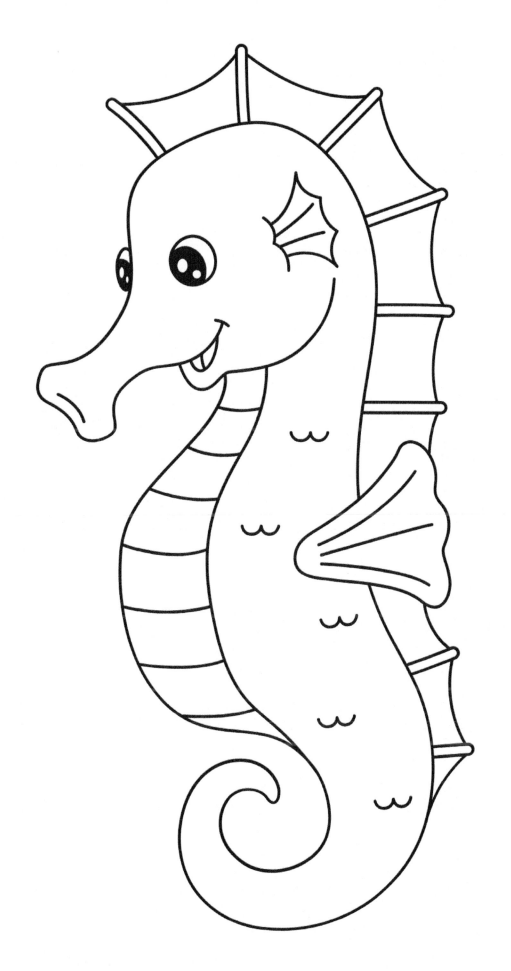

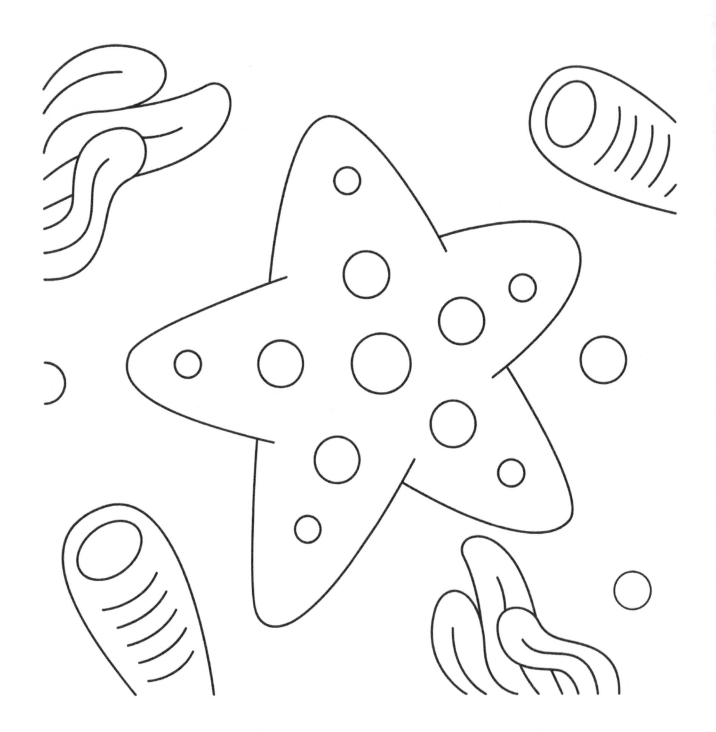

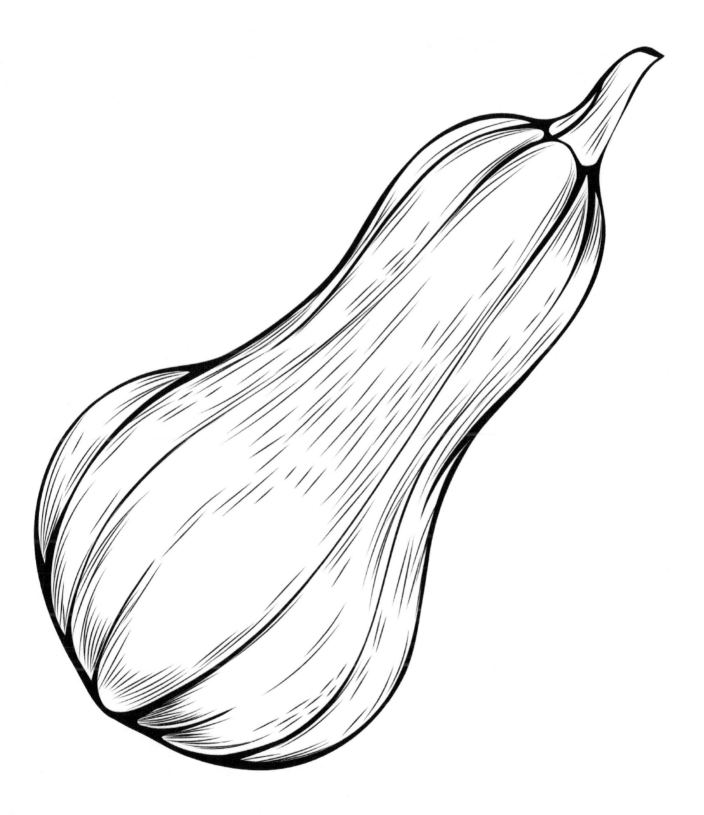

FOUR IN A ROW

HOW TO PLAY FOUR IN A ROW

TIME FOR SOME FUN

This is a two-player game, in which each player chooses a colored pen or pencil. Each player then takes turns by imaginary 'dropping' colored discs into the game board. This is done by highlighting a circle on the game.

The two players alternate turns to drop (color in) one of their discs at a time into a column, until one of the players achieves a column, row or diagonal line with four in a row, and wins the game.

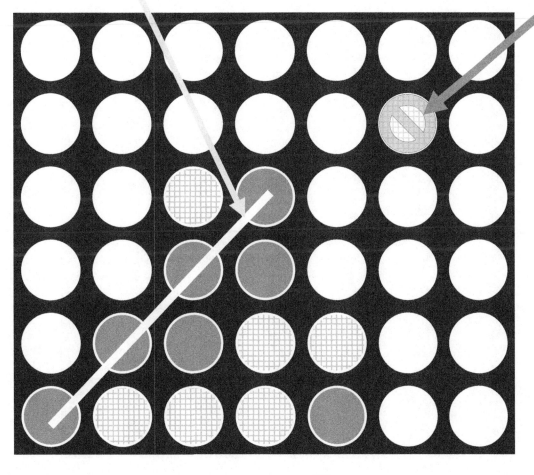

Winner 4 in a row

Not allowed.
Fill from the bottom up.

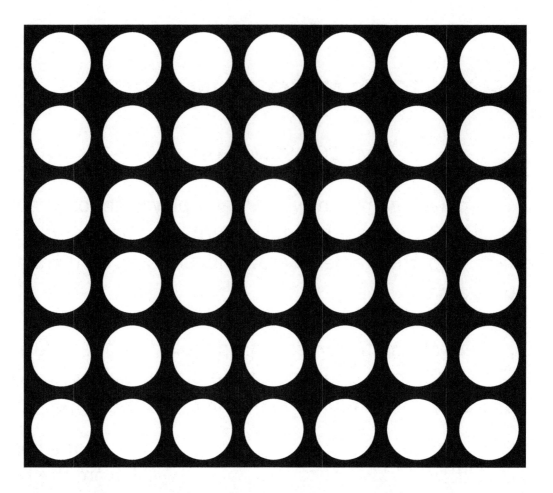

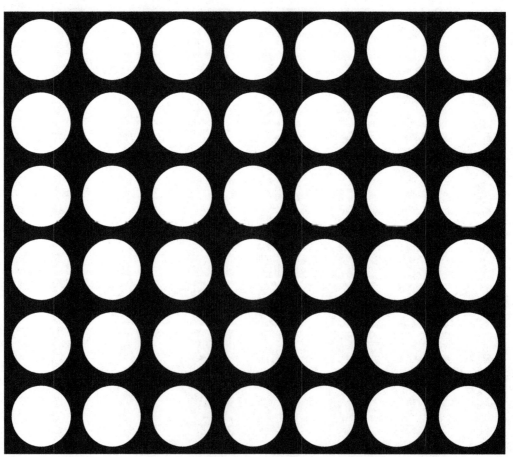

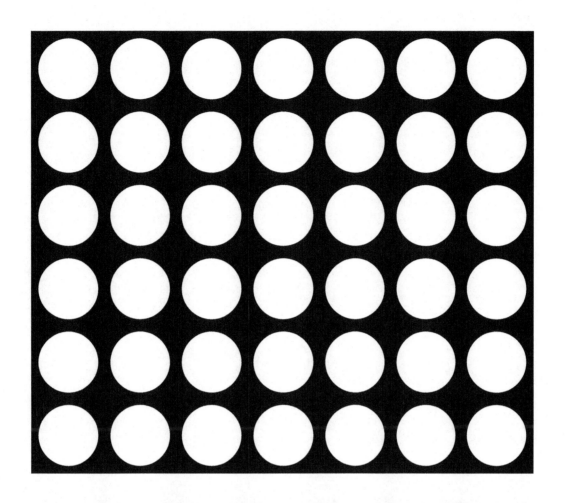

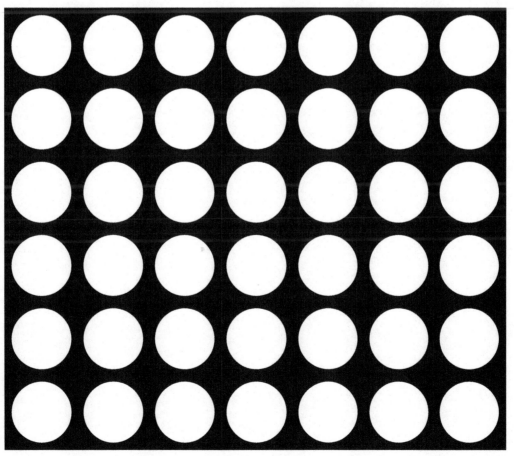

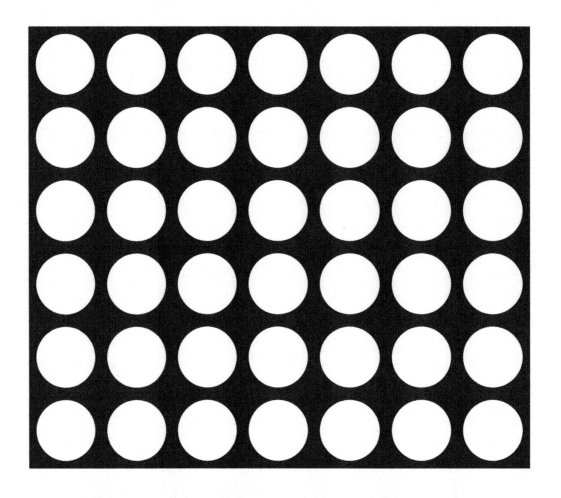

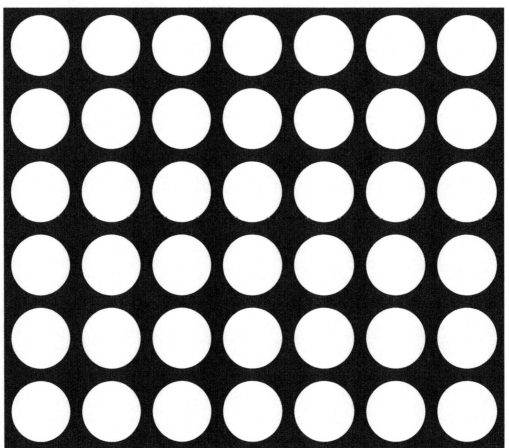

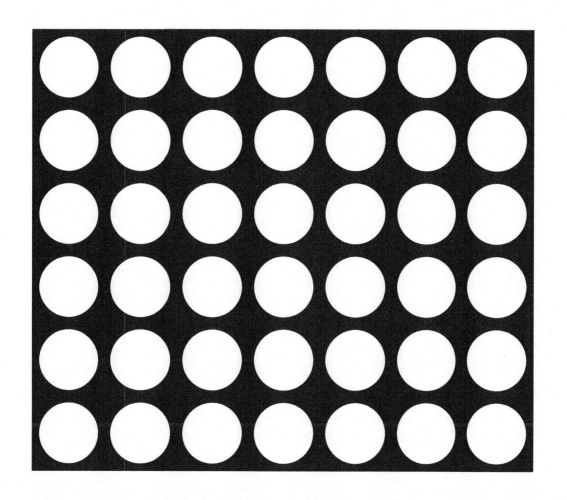

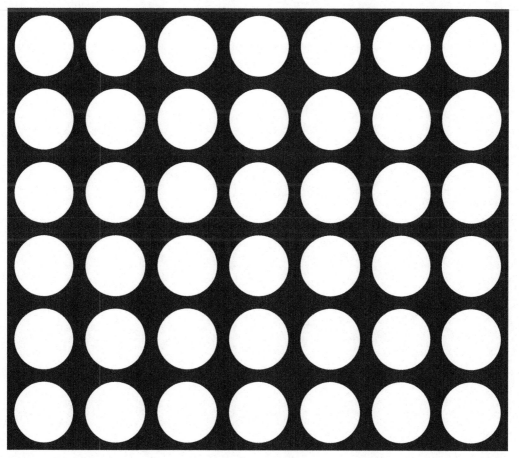

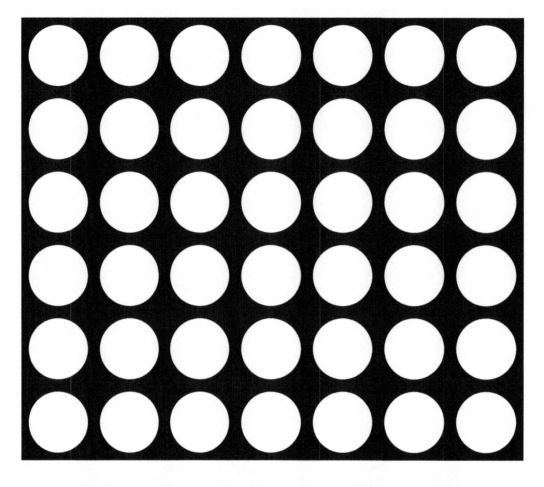

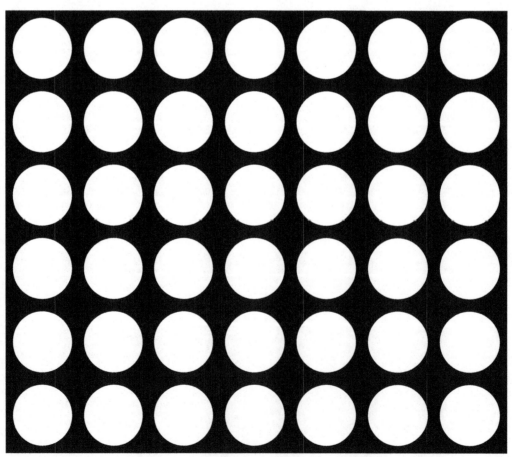

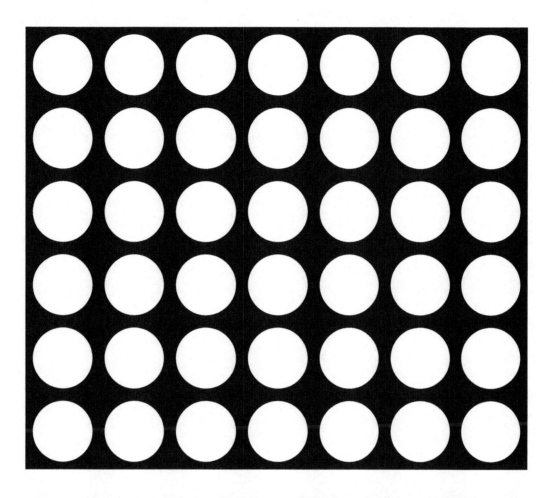

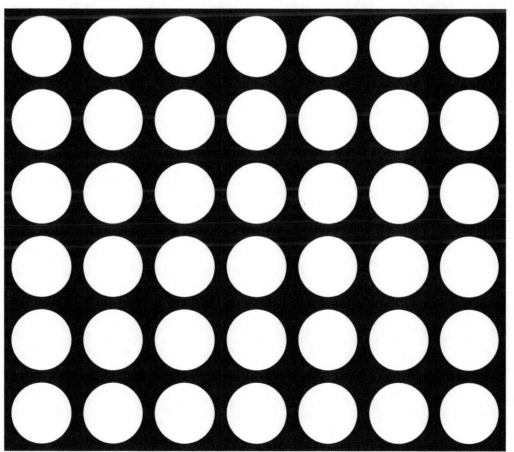

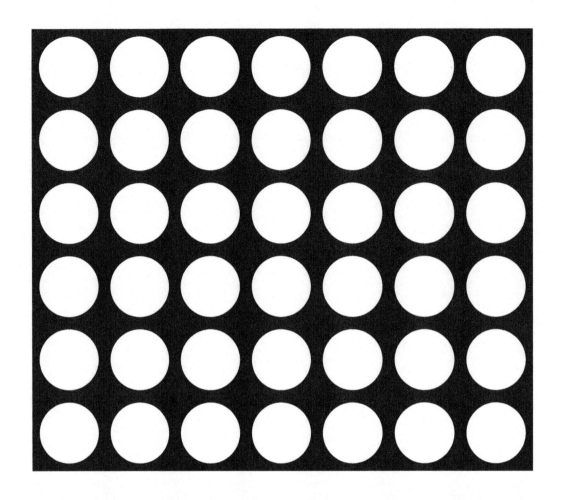

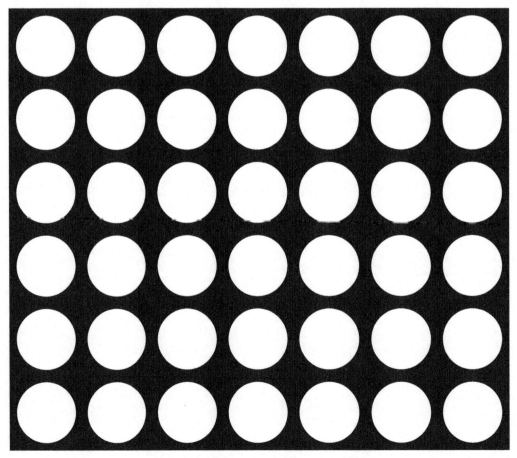

61

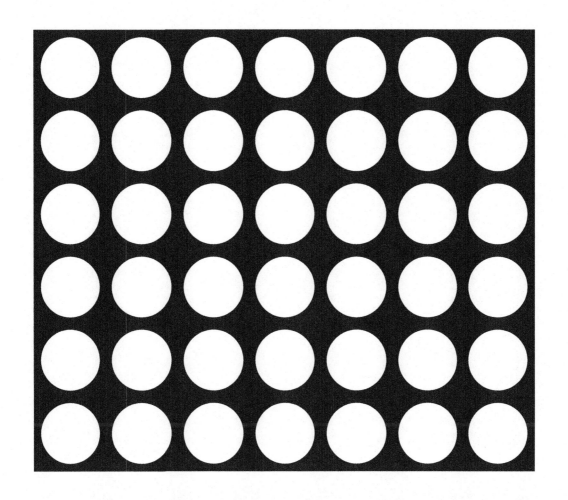

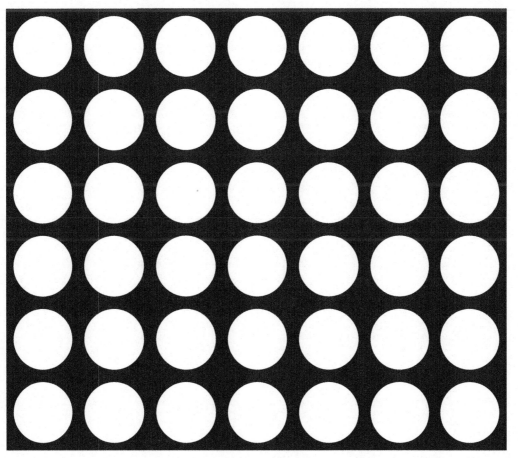

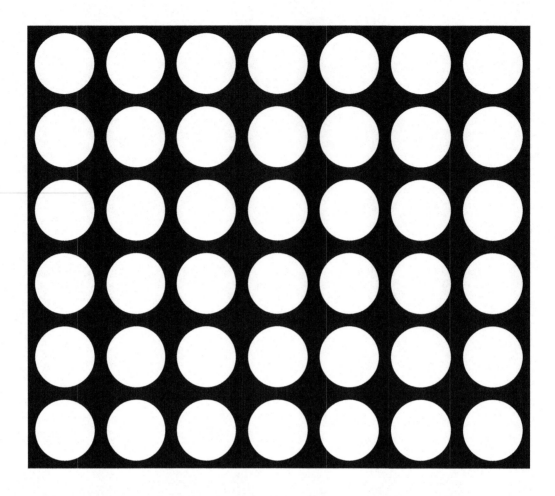

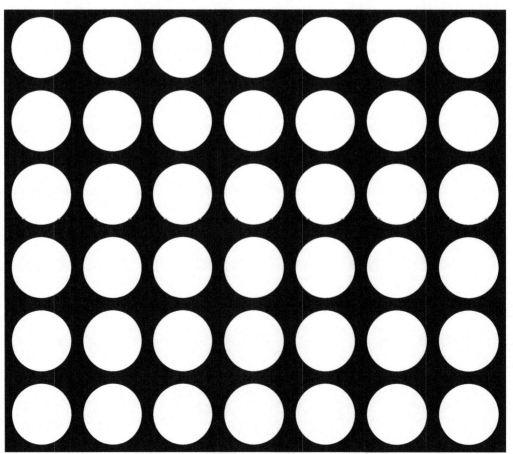

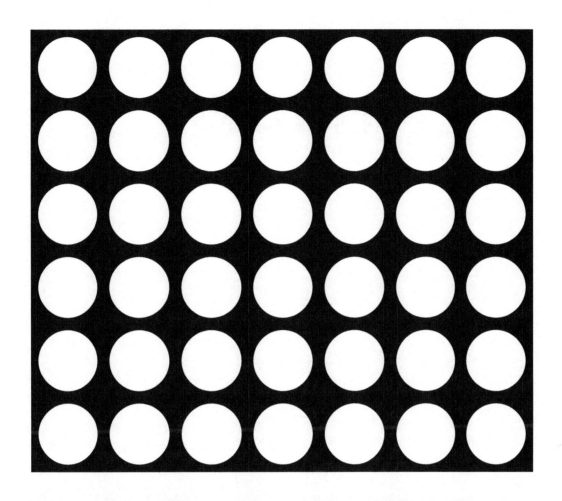

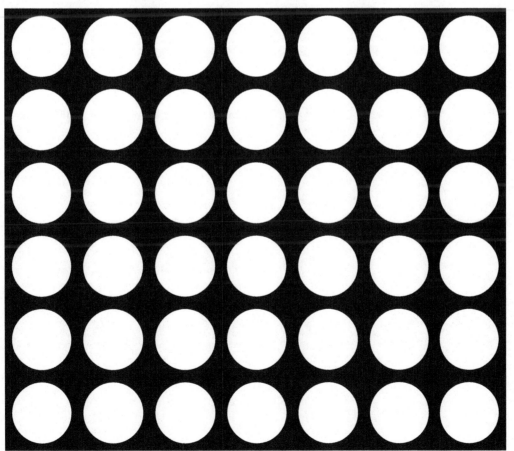

HITORI

HOW TO PLAY HITORI

Each puzzle consists of a square grid with numbers appearing in all squares.

The object is to shade squares so:
- No number appears in a row or column more than once.
- Shaded (colored) squares can not touch each other vertically or horizontally.
- When completed, all un-shaded (white) squares create a single continuous area.

Example

Puzzle

3	1	2	5	2	6
2	3	5	4	2	1
1	2	2	6	3	4
5	6	3	3	4	5
6	4	5	2	5	3
4	2	6	4	1	2

Solution

3	1	**2**	5	2	6
2	3	5	4	**2**	1
1	**2**	2	6	3	4
5	6	3	**3**	4	**5**
6	4	**5**	2	5	3
4	2	6	**4**	1	**2**

HITORI - 1

6	2	1	4	3	2
4	1	6	5	2	1
3	4	5	6	1	2
2	6	2	1	4	5
1	5	1	2	5	4
2	6	4	3	5	6

HITORI - 2

4	1	6	3	2	2
2	3	3	1	5	6
5	4	1	2	6	4
3	6	1	5	2	1
1	2	5	6	3	4
6	5	3	6	1	5

HITORI - 3

5	2	4	2	6	2
3	5	6	1	4	2
1	1	3	5	2	5
2	6	5	2	3	1
6	4	4	2	5	3
5	2	2	6	1	4

HITORI - 4

6	5	4	3	4	1
1	6	4	5	4	3
5	2	3	4	6	1
2	4	1	6	4	5
4	5	6	1	5	2
3	2	3	4	1	6

HITORI - 5

5	3	1	2	4	6
6	1	4	4	2	3
4	5	6	1	3	5
2	4	3	6	3	1
1	3	2	3	6	4
3	6	3	5	1	6

HITORI - 6

1	2	1	4	4	3
3	5	4	6	1	2
1	6	4	3	4	1
1	5	2	5	4	4
4	1	4	2	3	5
2	4	3	1	2	6

HITORI - 7

5	2	5	3	4	4
5	4	3	5	2	6
2	6	4	3	5	6
5	3	2	6	1	5
6	1	5	2	5	4
3	5	1	3	6	2

HITORI - 8

6	5	2	3	2	2
5	1	3	4	4	6
4	3	2	5	6	5
2	4	5	6	2	3
1	3	2	4	3	5
3	2	6	1	5	6

HITORI - 9

3	2	1	5	6	4
2	3	1	6	5	1
2	6	5	1	3	4
1	5	6	3	2	3
6	1	3	2	4	6
6	4	2	6	1	1

HITORI - 10

2	2	1	6	5	1
1	4	6	3	3	2
5	3	2	4	6	1
5	6	5	2	1	2
2	6	3	3	4	6
6	1	4	3	2	5

WORD SEARCH

Using a pencil, circle the words in the below puzzles.
Words may run up or down, left or right or diagonally

WORD SEARCH

```
m o y c y m c d e y t i r o h t u a
n v y m a t c h k g x e d n i d s u
i u n a t i v e v x y o b b t f i g
e w x m w x c h a n g i n g b p p k
t o o h u m a n t w p h a s e e o s
o q j r q b y a w y n a w l u e p s
r r p r r x h t i u s w a l m d u o
p a m e b a d l y p e t s f x v l r
u l d e o b n g o t n l t n n u a c
y o e n j n f u a e s y s e a k t a
t h g r v e v f m e l s k m m d e k
i c g h s y l t m t s j f o t l f p
r s a u c c s r c i b l l w u r x x
o h c m l u e e m s a c l l n w c p
j c v b j t f r a h l w l k t j m d
a j k d t r r s s q d a s i i c r r
m u a e e x m e s p e c i a l l y c
s s l p o q r e t t u b d y d e r n
```

accuse	badly	half	man	phase
across	butter	human	match	populate
adjustment	changing	index	miss	protein
all	especially	lawsuit	narrow	scholar
anyway	fate	letter	native	until
authority	gift	majority	perfectly	women

73

WORD SEARCH - 2

```
w  h  j  y  h  t  l  a  e  h  p  l  a  s  t  i  c  k
o  s  y  m  a  f  p  s  o  m  e  w  h  e  r  e  a  s
y  a  q  d  d  s  l  e  j  f  w  d  d  y  i  y  i  a
h  r  u  n  r  b  z  m  i  x  i  t  k  q  a  r  a  g
t  l  e  x  d  i  e  g  o  s  b  i  j  v  h  k  g  c
t  f  g  t  e  t  h  c  p  t  h  e  d  h  e  e  o  d
e  y  k  s  t  t  d  u  a  g  i  g  r  k  s  u  r  p
x  u  v  x  i  a  t  o  u  u  s  o  h  u  t  l  x  m
p  t  f  n  v  e  b  o  o  q  s  t  n  i  t  e  g  u
a  n  g  f  p  v  n  c  e  t  c  e  m  q  p  a  e  h
n  g  p  b  g  e  t  l  a  f  s  v  f  d  e  r  e  p
s  o  m  w  a  p  p  r  o  a  c  h  i  i  c  n  n  f
i  t  o  j  h  m  g  o  s  p  q  n  o  a  n  i  q  f
o  a  t  c  a  s  u  o  i  g  i  l  e  r  e  n  l  t
n  m  h  s  i  r  o  j  w  n  v  m  m  f  s  g  h  o
s  o  e  w  w  x  l  e  g  o  m  a  b  t  e  y  n  p
v  t  r  o  t  h  g  i  e  h  n  f  v  g  r  u  i  s
p  n  f  b  u  o  l  a  c  i  n  i  l  c  p  u  y  y
```

adult	dispute	healthy	motion	sample
approach	enough	height	now	seize
battery	expansion	her	okay	somewhere
because	feature	hump	plastic	spot
clinical	fend	learning	presence	stood
dining	fighting	mother	religious	tomato

WORD SEARCH - 3

```
c  b  q  s  r  e  h  t  o  d  o  m  e  s  t  i  c  v
w  u  a  d  n  a  s  u  o  h  t  e  b  v  p  m  g  e
m  h  u  o  r  e  m  q  r  p  w  a  x  h  o  k  t  t
n  o  b  r  g  o  e  c  a  f  r  u  s  i  h  r  e  e
l  s  o  m  e  o  n  e  h  g  r  y  n  c  o  c  p  r
l  a  e  l  p  i  c  n  i  r  p  e  e  e  n  a  v  a
e  n  y  a  p  u  o  c  u  g  s  e  v  a  d  w  r  n
t  c  j  h  o  m  n  w  w  q  p  u  l  o  d  r  g  m
x  q  r  e  c  o  v  e  r  s  x  g  r  h  c  r  a  q
f  p  b  n  t  a  i  b  o  m  b  i  n  g  a  s  p  g
u  a  t  x  b  c  n  o  d  c  e  f  m  d  e  q  i  d
i  i  q  n  a  v  c  p  g  j  l  m  u  a  p  r  n  d
n  r  g  f  b  r  e  s  i  s  t  a  n  c  e  j  y  m
j  r  x  u  y  c  w  r  n  s  t  w  a  t  c  h  w  t
p  u  b  l  i  s  h  e  o  e  s  e  t  t  i  n  g  j
d  i  r  e  c  t  l  y  s  m  o  s  t  l  y  e  y  g
x  i  o  x  q  e  e  l  e  c  t  r  o  n  i  c  c  b
p  v  e  j  s  p  a  r  t  i  c  u  l  a  r  x  h  n
```

baby	domestic	mostly	publish	speech
bar	electronic	others	recover	surface
bombing	garden	pair	resistance	surgery
convince	glance	particular	segment	thousand
directly	graduate	principle	setting	veteran
discover	loud	prove	someone	watch

WORD SEARCH - 4

```
l  q  v  u  p  o  h  e  f  i  w  d  i  m  w  g  b  t
m  x  v  r  l  p  r  e  p  o  r  t  e  r  y  r  a  p
p  s  r  e  a  t  b  e  t  s  i  t  r  a  e  p  r  u
r  x  o  k  b  i  y  r  e  y  w  a  l  i  e  i  w  y
e  f  h  o  o  c  o  d  e  n  q  w  h  r  s  t  o  t
t  x  t  r  u  i  o  o  k  f  q  s  n  o  k  v  j  i
n  n  u  b  r  a  u  v  q  s  a  k  n  q  f  n  x  l
u  o  a  v  e  n  m  q  e  c  s  a  b  l  l  x  r  i
h  i  k  x  r  g  t  f  a  n  n  o  u  n  c  e  r  b
s  t  r  f  v  t  n  e  d  u  t  s  x  n  g  t  p  a
a  n  o  i  o  i  a  t  l  l  v  u  y  u  g  i  a  t
l  e  t  h  d  p  o  f  a  l  e  y  l  a  g  l  i  s
e  v  a  o  n  h  m  b  k  f  u  a  m  b  l  l  n  i
s  n  r  w  m  v  o  k  l  y  t  b  c  y  j  e  t  p
m  o  e  s  w  r  q  e  r  e  l  m  h  t  p  t  e  r
a  c  p  m  e  x  s  x  v  e  s  s  e  l  w  a  r  a
n  x  o  r  t  y  q  g  r  s  l  s  i  w  n  s  i  h
l  s  u  y  m  w  a  h  t  j  w  c  p  a  v  e  r  b
```

announcer	clerk	laborer	optician	salesman
artiste	convention	labourer	painter	satellite
author	gambler	lawyer	paver	stability
broker	harpist	midwife	prison	student
bullet	how	myself	regulate	taper
cashier	hunter	operator	reporter	vessel

WORD PUZZLE

Find as many words as you can in the grid within
4 minutes, whilst adhering to the rules.

HOW TO PLAY WORD PUZZLE

The aim is to find as many words as you can in the grid within 4 minutes, whilst adhering to the following rules

- The letters must be adjoining in a 'chain'. (Letters in the chain may be adjacent horizontally, vertically, or diagonally).
- Each word must contain at least three letters.
- No letter 'box' may be used more than once within a single word.

SCORING
The scoring is as follows:

Fewer than 3 Letters no score
3 Letters 1 point
4 Letters 1 point
5 Letters 2 points
6 Letters 3 points
7 Letters 4 points
8 or More Letters 11 points

RULES

- You can mark down the singular and plural forms of a noun e.g. dog & dogs,
- You may only write a word down once even if you can form it with different letter 'boxes',
- Any word that is found in the Dictionary is allowed,
- You can mark down words within other words e.g. with angled you could also have led and angle.

WORD PUZZLE - 1

Z	E	A	Y	E	A
Y	H	L	X	T	Y
L	V	Q	S	K	U
N	W	C	U	M	O
O	A	I	D	P	S
B	G	I	R	J	F

_____ _____ _____ _____

_____ _____ _____ _____

_____ _____ _____ _____

_____ _____ _____ _____

WORD PUZZLE - 2

D	Z	C	I	L	S
E	V	U	H	R	K
T	L	Y	W	A	I
O	B	U	A	N	P
F	M	X	E	N	O
G	Q	U	J	O	Y

_____   _____   _____   _____
_____   _____   _____   _____
_____   _____   _____   _____
_____   _____   _____   _____

WORD PUZZLE - 3

X	M	U	E	T	W
I	R	J	P	A	Q
F	Y	Z	E	D	O
N	Y	B	S	Y	J
K	D	G	I	O	C
N	U	A	V	H	L

_____   _____

_____   _____

_____   _____

_____   _____

H	A	Y	Q	I	U
W	A	A	I	U	O
T	P	D	X	E	S
Y	J	M	V	I	E
O	C	R	O	E	K
L	B	Z	F	G	N

_____   _____   _____   _____

_____   _____   _____   _____

_____   _____   _____   _____

_____   _____   _____   _____

P	M	O	G	K	D
E	O	R	C	Y	M
E	W	U	E	I	J
W	I	N	T	V	L
A	Y	U	Z	Q	L
F	S	B	A	H	X

_____   _____   _____   _____
_____   _____   _____   _____
_____   _____   _____   _____
_____   _____   _____   _____

WORD PUZZLE - 6

R	A	O	T	Z	Y
U	X	P	A	J	S
V	Y	X	G	B	S
H	K	Q	E	F	Q
N	U	O	L	I	E
W	D	M	C	I	E

_____ _____ _____ _____

_____ _____ _____ _____

_____ _____ _____ _____

_____ _____ _____ _____

WORD PUZZLE - 7

I	R	A	B	E	X
Q	Y	K	O	I	C
H	W	G	U	P	Z
S	Y	Y	D	F	U
J	E	V	A	N	M
L	T	O	A	N	U

_____ _____ _____ _____

_____ _____ _____ _____

_____ _____ _____ _____

WORD PUZZLE - 8

A	I	N	E	Y	R
L	D	E	O	G	H
U	V	J	O	I	Z
Q	M	Y	T	F	W
C	A	E	P	X	I
S	R	K	O	U	B

_____ _____ _____ _____
_____ _____ _____ _____
_____ _____ _____ _____
_____ _____ _____ _____
_____ _____ _____ _____

WORD PUZZLE - 9

X	J	Q	Y	R	M
P	T	D	K	E	N
A	I	E	V	U	F
I	S	O	H	L	B
X	W	U	G	Y	C
U	A	L	J	Z	O

_____   _____   _____   _____

_____   _____   _____   _____

_____   _____   _____   _____

_____   _____   _____   _____

U	H	A	L	R	O
O	S	Z	C	A	P
B	V	X	K	Y	Q
E	T	A	E	I	M
U	D	I	Y	L	F
G	J	N	T	W	C

_____   _____   _____   _____

_____   _____   _____   _____

_____   _____   _____   _____

_____   _____   _____   _____

WORD SCRAMBLE

Look carefully at the jumbled words and try unscrambling as many of the anagrams as you can into real words. The jumbled words often have a theme which is dictated by each title.

Brands

ODRF		ESCMEEDR	
IPHISLP		UEWIESRBD	
IHZEN		HAODN	
TRCERAI		OACL	
FAEOBOKC		VSAI	
IYHAUND		HCNAEL	
LZLAIAN		LELHS	
IGBEON		AENDARTNS	
CSOCI		EFNCEAS	
SAWYUB		IEKA	
LNAMCOE		NEITL	
BAEY		DPARA	
ANUMSSG		TFRKA	
GOGLOE		EEIMSSN	
PISTER		BEBRRUYR	
EINHNEEK		LGTTEILE	
INASNS		RRFREAI	
SLEETN		LADDSNCMO	
KSLOONAVWG		XEUSL	
NEKI		RCENOSSI	
ROCLEA		IFSOCRMOT	
HRCOSPE		MPSPARE	
UCGCI		DAIDSA	
XNOXE		UIDA	
OVCLTEHRE		SINDYE	
OOAYTT		MBOALOR	
PPISE		LCTAOEG	
MOZANA		OANNDE	
LLDE		LGKELSO	
XOERL		SBRAUTCKS	

SKYSCRAPER

HOW TO PLAY SKYSCRAPER

Each puzzle consists of a set number of grids, 4x4, 5x5 .... N x N. No matter the number of grids, the rules are the same.

Each number represents the number of floors in the skyscraper. A 4 x 4 grid will have four floors and the numbers will be from one to four. A 5 x 5 will have five floors and the numbers will be from 0ne to five, and so on.

The aim is to arrange the skyscrapers on the grid, using all the numbers in each row and column. No row or column may contain the same number twice.

The number of visible skyscrapers seen from the clue on the side must equal the value of the clue when looking into the puzzle.

Keep in mind that the higher skyscrapers will block the view of the lower ones behind them.

There is only one solution, and any mistake will prevent you from completing the puzzle.

The higher the number of grids, the higher the difficulty level.

Completing a puzzle can take anywhere from a few minutes to a few hours.

SKYSCRAPER - 1
Intermediate

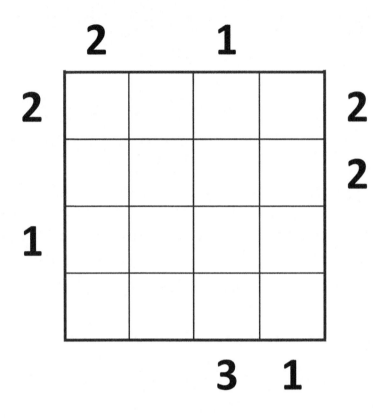

SKYSCRAPER - 2
Intermediate

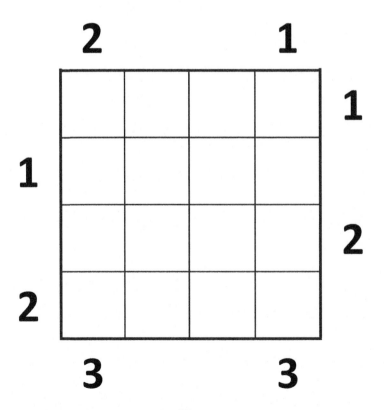

SKYSCRAPER - 3

Intermediate

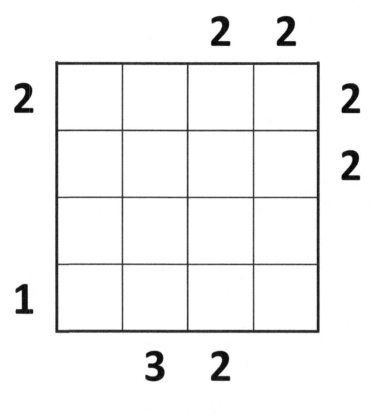

SKYSCRAPER - 4

Intermediate

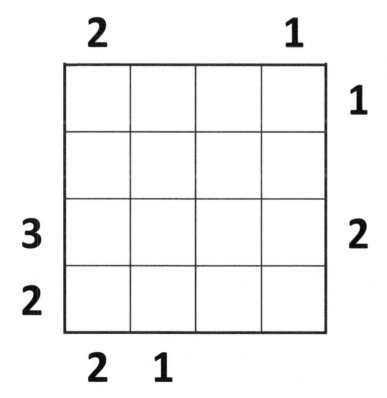

SKYSCRAPER - 5
Intermediate

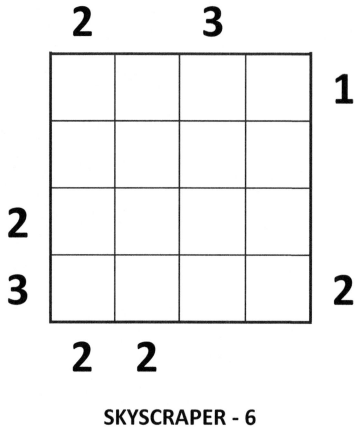

SKYSCRAPER - 6
Intermediate

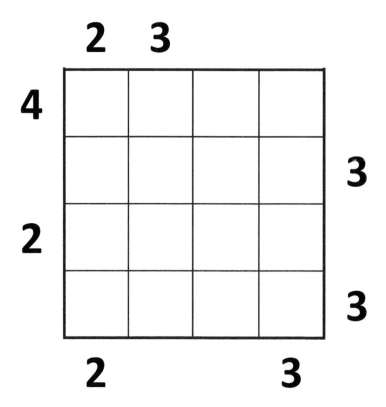

SKYSCRAPER - 7

Intermediate

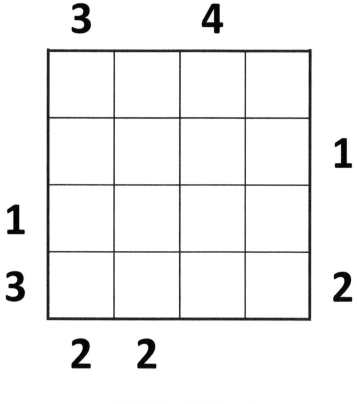

SKYSCRAPER - 8

Intermediate

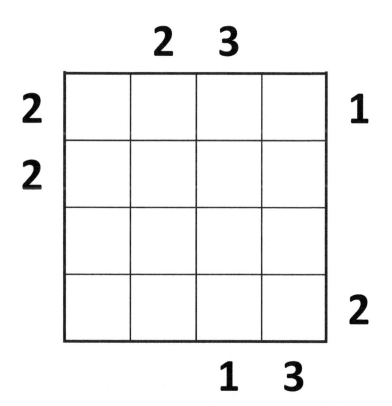

SKYSCRAPER - 9

Intermediate

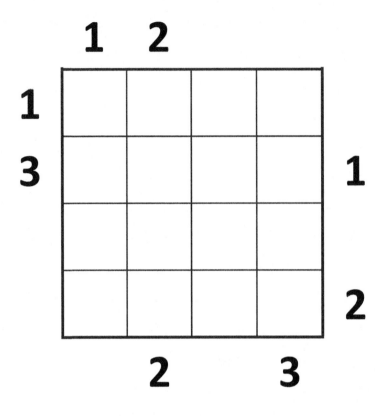

SKYSCRAPER - 10

Intermediate

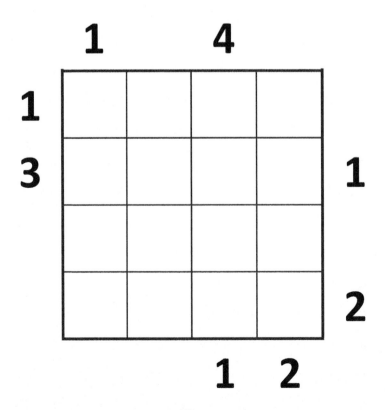

MAZE

The aim is to find your way to the exit after entering the maze. You can use your finger or a pen or pencil to trace your path through the maze.

MAZE - 1

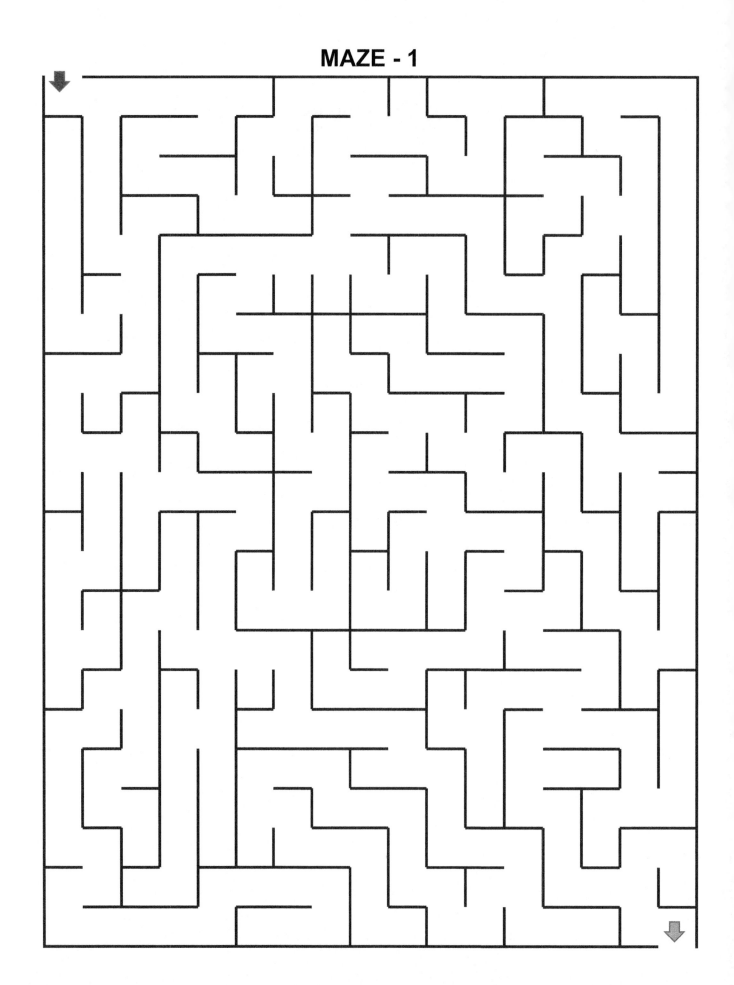

MAZE - 2

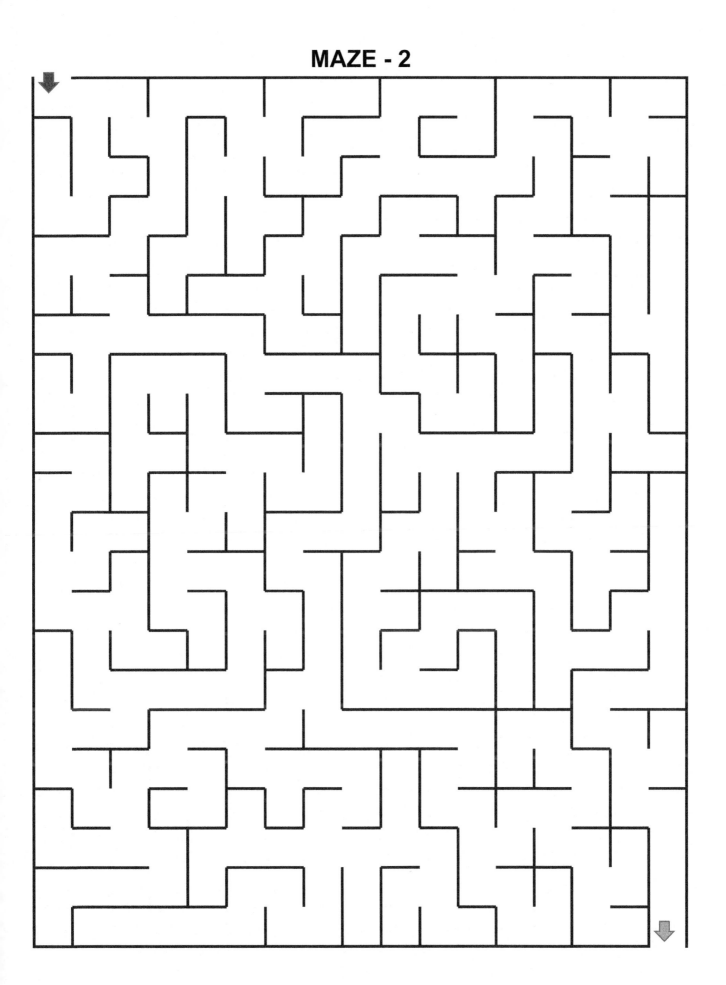

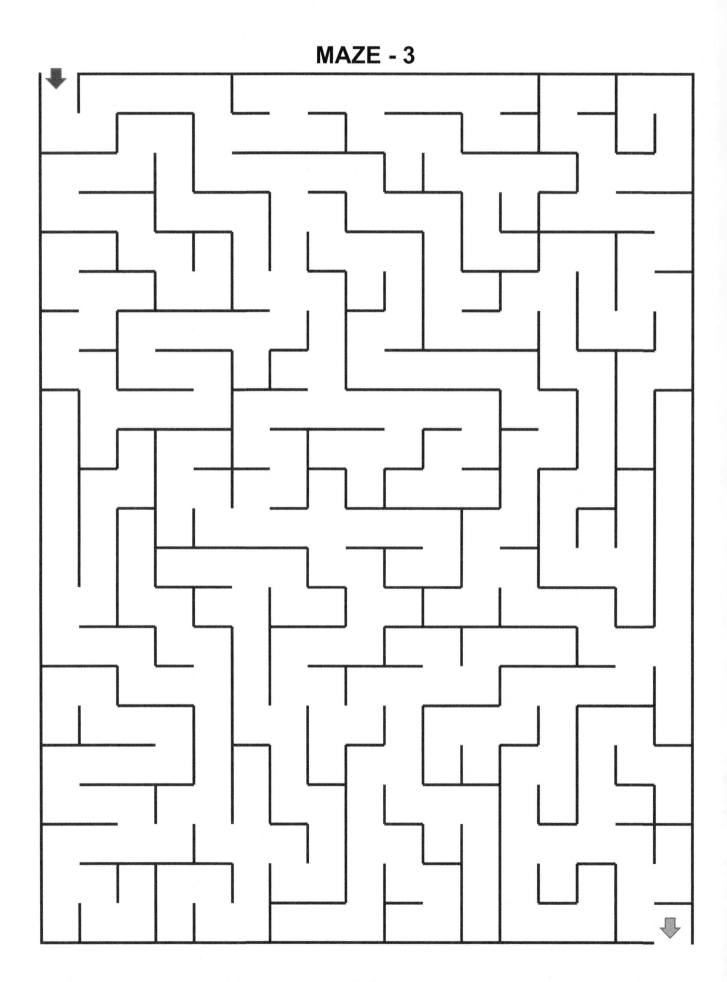

MAZE - 4

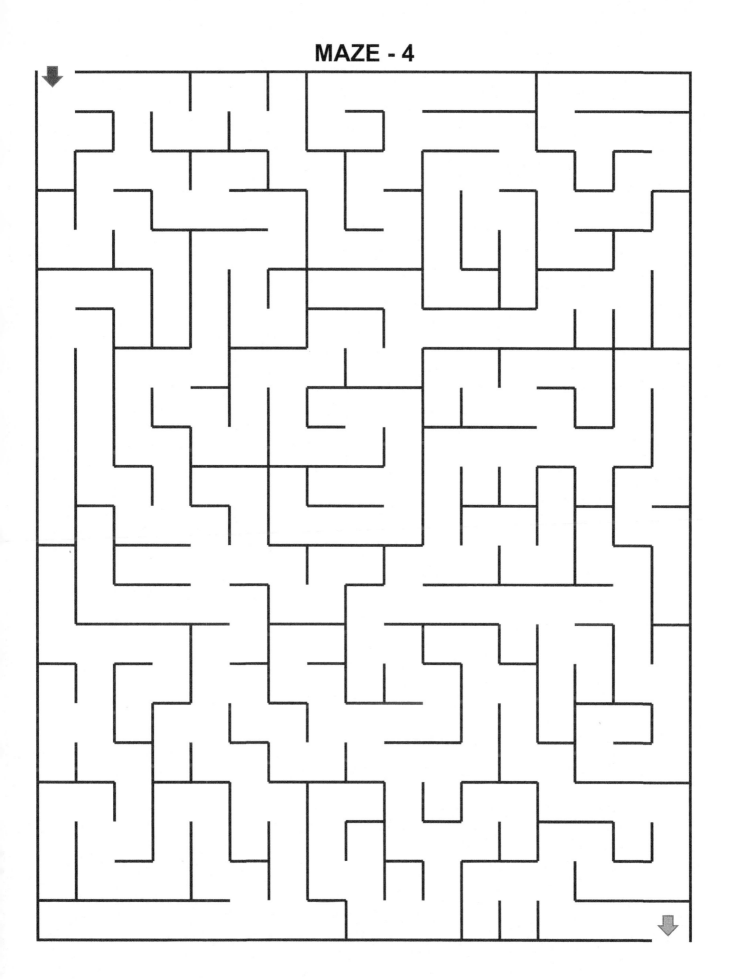

MAZE - 5

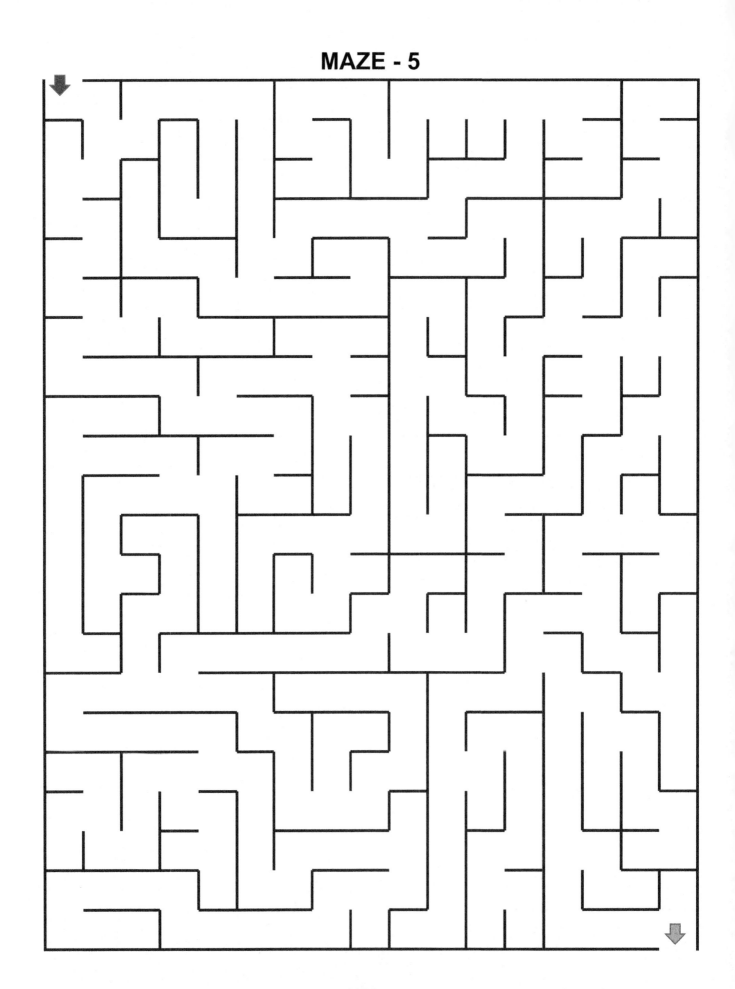

MAZE - 6

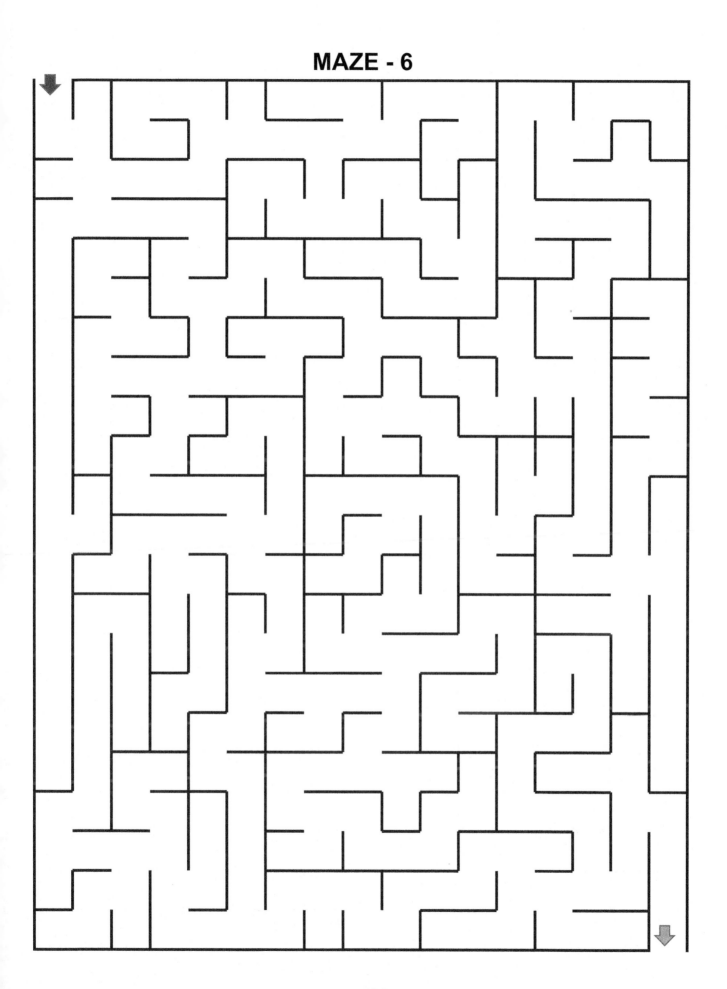

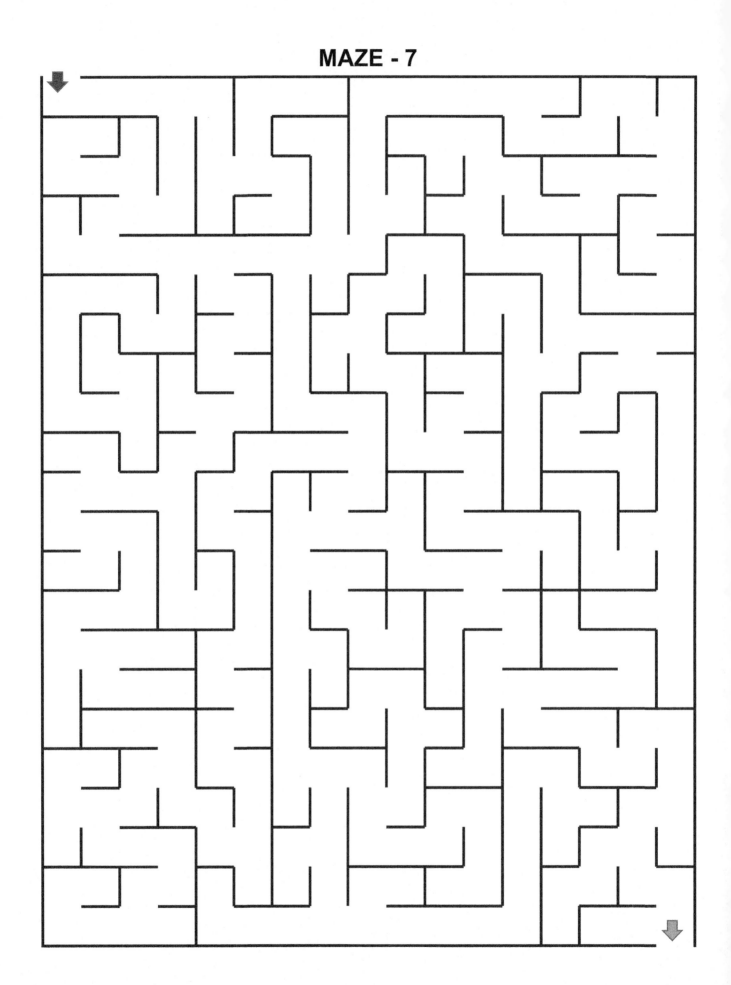

MAZE - 8

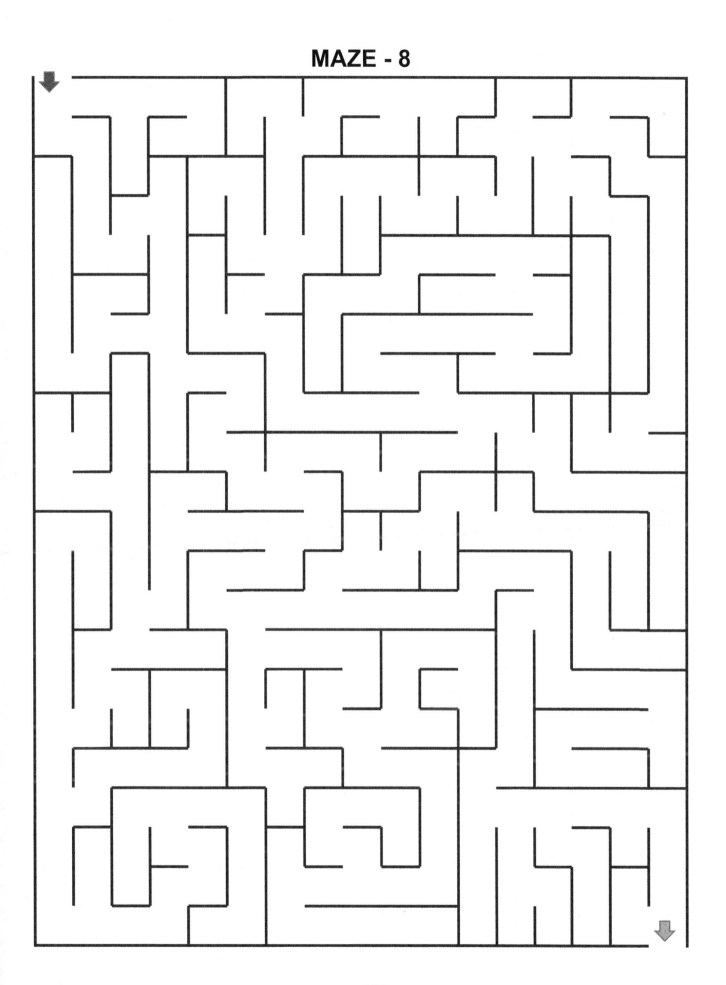

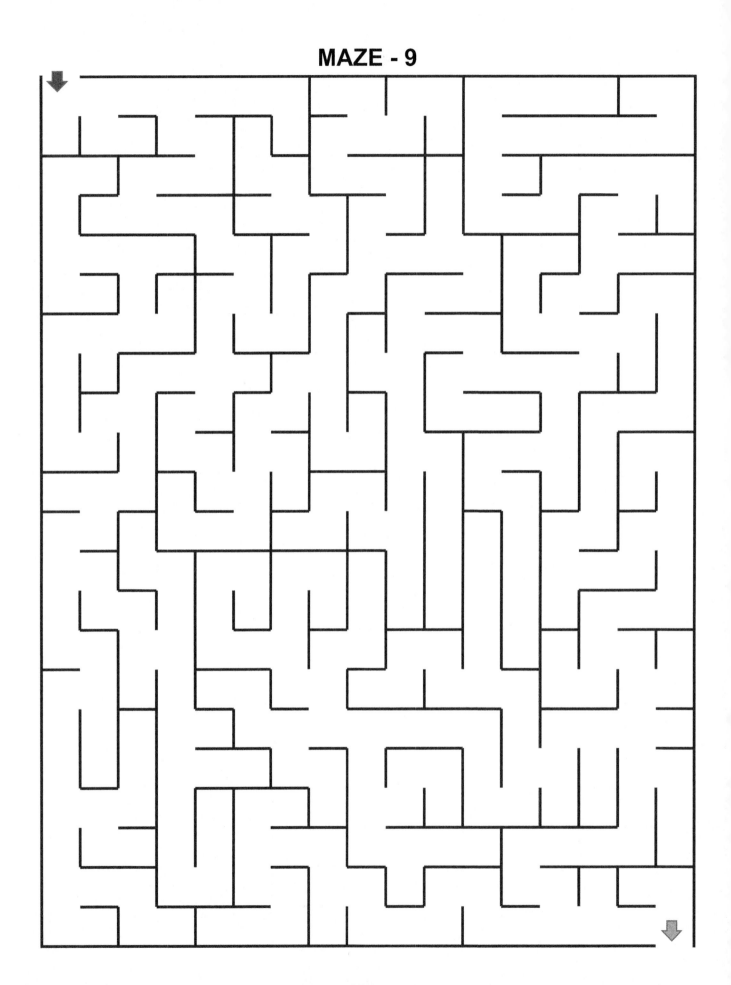

MAZE - 10

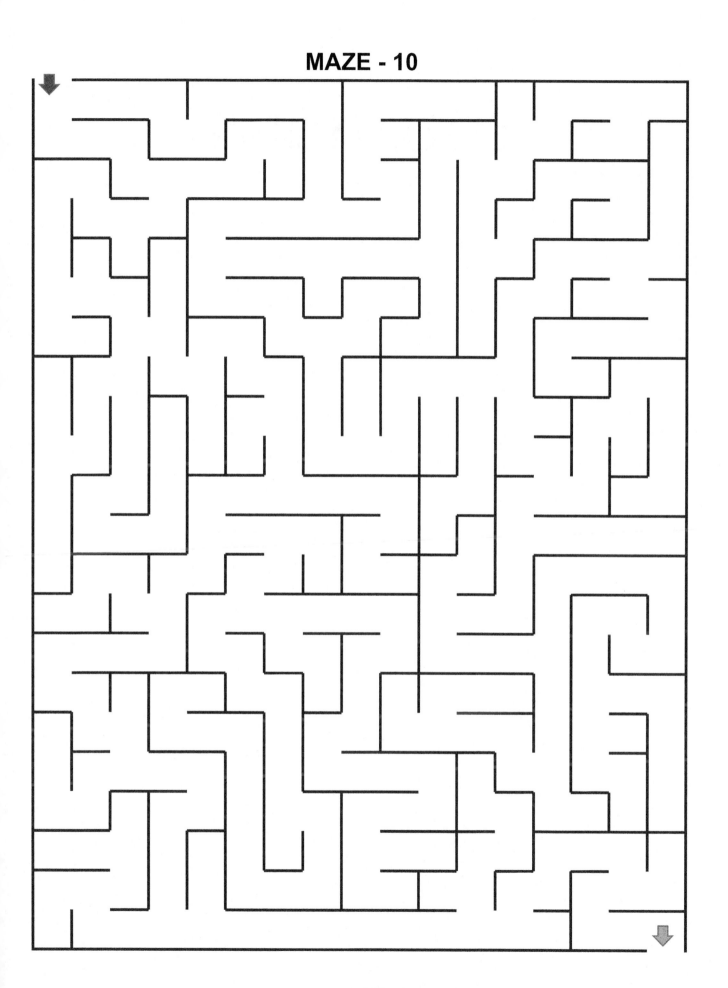

SOLUTIONS

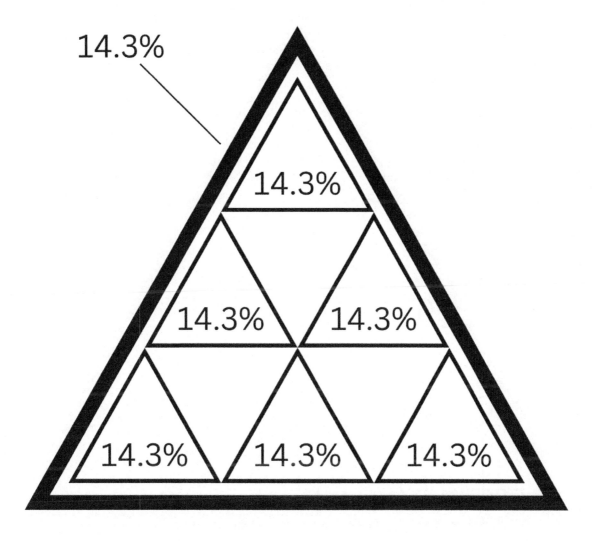

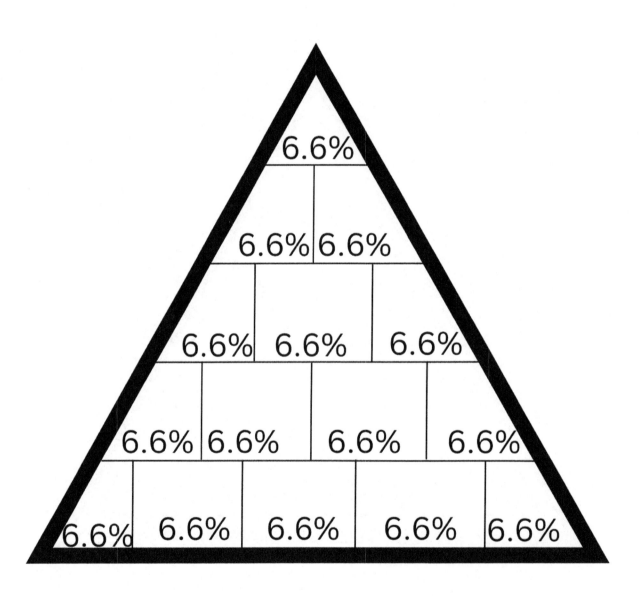

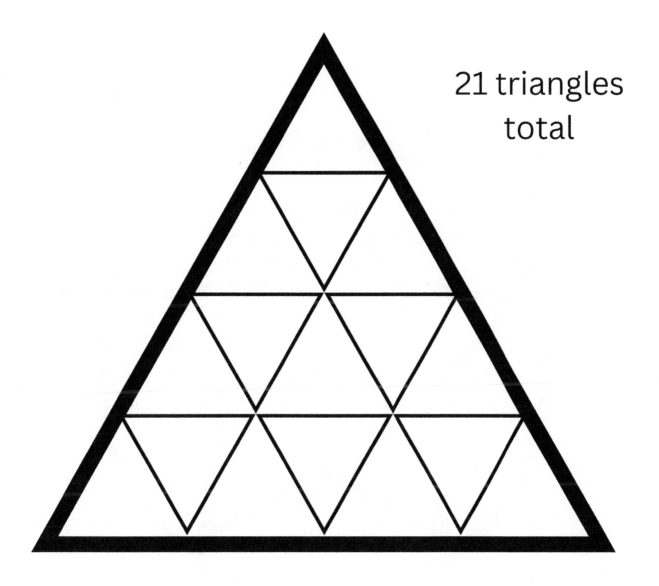

21 triangles
total

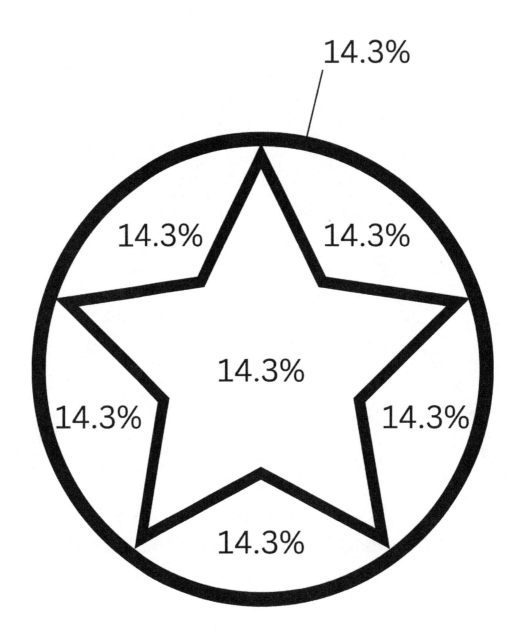

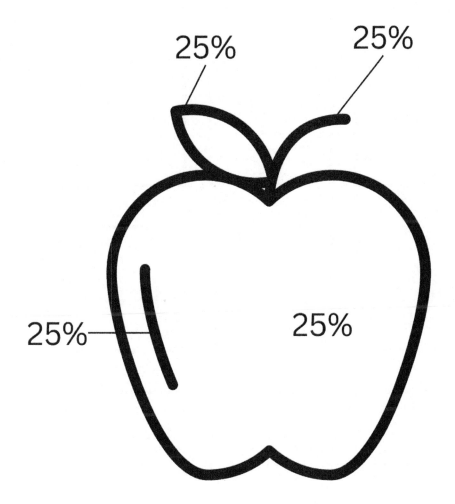

11.1%	11.1%	11.1%
11.1%	11.1%	11.1%
11.1%	11.1%	11.1%

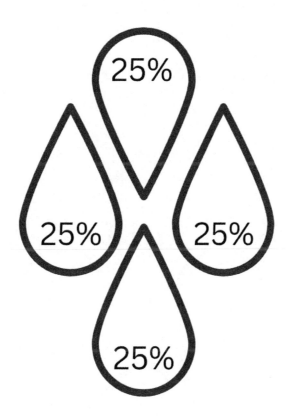

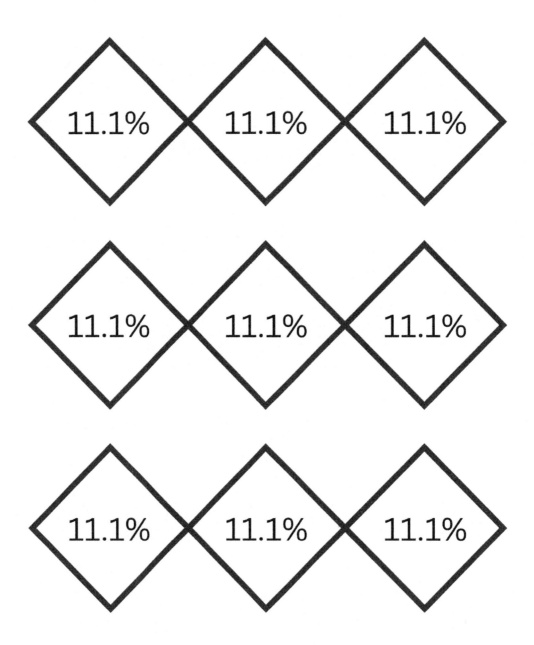

25%   25%

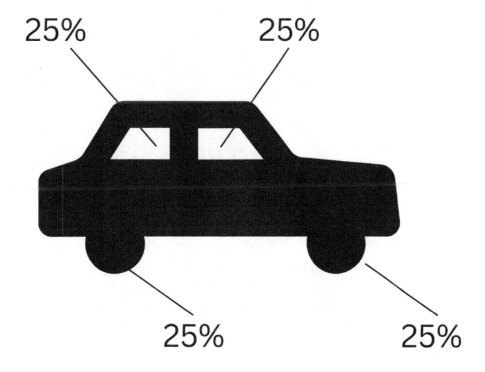

25%   25%

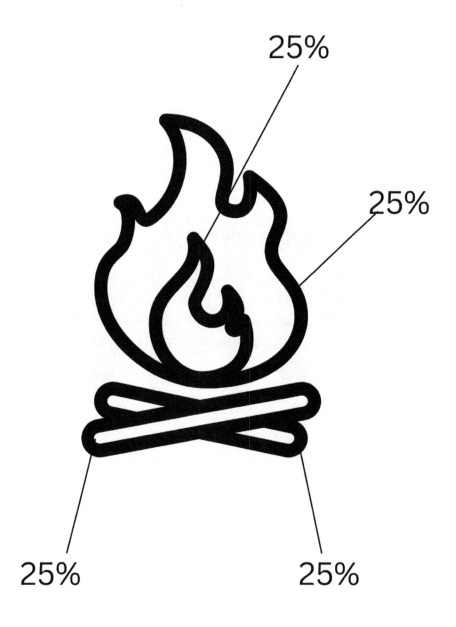

25%

25%

25%

25%

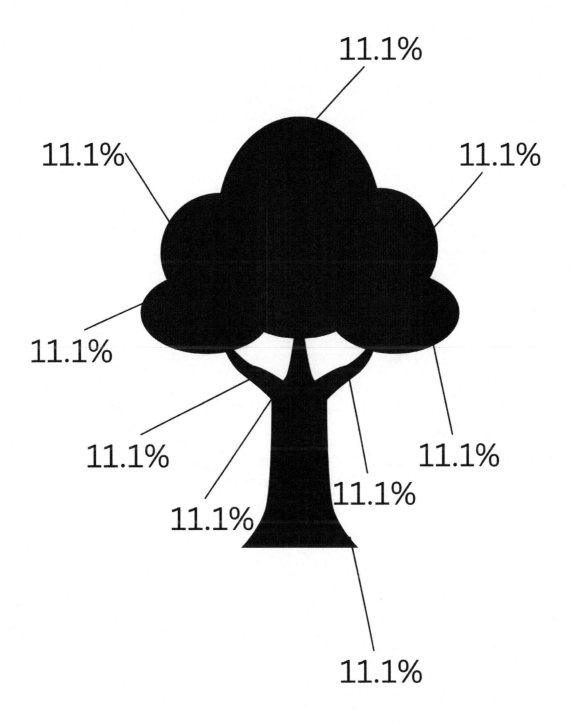

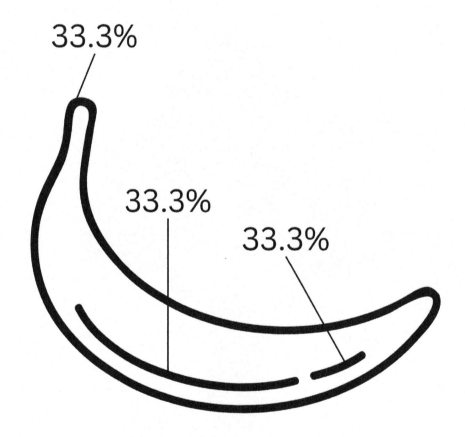

33.3%

33.3%

33.3%

81 ÷ 9 = 9	65 - 33 = 32	66 x 48 = 3168
95 + 30 = 125	75 - 23 = 52	94 ÷ 2 = 47
18 - 17 = 1	52 - 45 = 7	85 ÷ 5 = 17
37 x 84 = 3108	71 x 96 = 6816	26 ÷ 2 = 13
31 + 56 = 87	22 + 39 = 61	28 x 58 = 1624
54 + 30 = 84	12 + 62 = 74	85 - 41 = 44
68 + 48 = 116	97 x 43 = 4171	37 + 26 = 63

MATHS 2 (Solution)

923 ÷ 1 = 923	715 x 379 = 270985	603 x 997 = 601191
919 ÷ 1 = 919	961 - 821 = 140	901 x 104 = 93704
536 - 119 = 417	427 ÷ 7 = 61	238 ÷ 2 = 119
155 x 610 = 94550	806 + 262 = 1068	950 - 560 = 390
699 ÷ 3 = 233	835 ÷ 5 = 167	369 x 478 = 176382
804 - 672 = 132	414 ÷ 9 = 46	951 ÷ 3 = 317
992 ÷ 4 = 248	682 x 577 = 393514	401 - 315 = 86

HITORI - 1 (Solution)

6	2	1	4	3	**2**
4	**1**	6	5	2	1
3	4	5	6	1	2
2	6	2	1	4	**5**
1	5	**1**	2	**5**	4
2	**6**	4	3	5	6

HITORI - 2 (Solution)

4	1	6	3	2	**2**
2	3	**3**	1	5	6
5	4	1	2	6	**4**
3	6	**1**	5	**2**	1
1	2	5	6	3	4
6	5	3	**6**	1	**5**

HITORI - 3 (Solution)

5	2	4	**2**	6	**2**
3	5	6	1	4	2
1	1	3	5	2	**5**
2	6	5	**2**	3	1
6	4	**4**	2	5	3
5	**2**	2	6	1	4

HITORI - 4 (Solution)

6	5	4	3	**4**	1
1	6	**4**	5	4	3
5	**2**	3	**4**	6	**1**
2	4	1	6	**4**	5
4	**5**	6	1	5	2
3	2	**3**	4	1	6

HITORI - 5 (Solution)

5	3	1	2	4	6
6	1	**4**	4	2	3
4	**5**	6	1	3	5
2	4	3	6	**3**	1
1	**3**	2	3	6	4
3	6	**3**	5	1	**6**

HITORI - 6 (Solution)

1	2	1	4	**4**	3
3	5	4	6	1	2
1	6	**4**	3	4	1
1	**5**	2	5	**4**	4
4	1	**4**	2	3	5
2	4	3	1	2	6

HITORI - 7 (Solution)

5	2	**5**	3	4	**4**
5	4	3	5	2	6
2	6	4	**3**	5	**6**
5	3	2	6	1	5
6	1	5	2	**5**	4
3	5	1	**3**	6	2

HITORI - 8 (Solution)

6	5	**2**	3	2	**2**
5	1	3	**4**	4	6
4	3	**2**	5	6	**5**
2	4	5	6	**2**	3
1	**3**	2	4	3	5
3	2	6	1	5	**6**

127

HITORI - 9 (Solution)

3	2	1	5	6	4
2	3	**1**	6	5	1
2	6	5	1	3	**4**
1	5	6	**3**	2	3
6	1	3	2	4	6
6	4	2	**6**	1	**1**

HITORI - 10 (Solution)

2	2	1	6	5	**1**
1	4	6	**3**	3	2
5	3	2	4	6	1
5	6	5	2	1	**2**
2	**6**	3	**3**	4	6
6	1	4	3	2	5

128

WORD SEARCH (Solution)

```
m  o  y  c  y  m  c  d  e  y  t  i  r  o  h  t  u  a
n  v  y  m  a  t  c  h  k  g  x  e  d  n  i  d  s  u
i  u  n  a  t  i  v  e  v  x  y  o  b  b  t  f  i  g
e  w  x  m  w  x  c  h  a  n  g  i  n  g  b  p  p  k
t  o  o  h  u  m  a  n  t  w  p  h  a  s  e  e  o  s
o  q  j  r  q  b  y  a  w  y  n  a  w  l  u  e  p  s
r  r  p  r  r  x  h  t  i  u  s  w  a  l  m  d  u  o
p  a  m  e  b  a  d  l  y  p  e  t  s  f  x  v  l  r
u  l  d  e  o  b  n  g  o  t  n  l  t  n  n  u  a  c
y  o  e  n  j  n  f  u  a  e  s  y  s  e  a  k  t  a
t  h  g  r  v  e  v  f  m  e  l  s  k  m  m  d  e  k
i  c  g  h  s  y  l  t  m  t  s  j  f  o  t  l  f  p
r  s  a  u  c  c  s  r  c  i  b  l  l  w  u  r  x  x
o  h  c  m  l  u  e  e  m  s  a  c  l  l  n  w  c  p
j  c  v  b  j  t  f  r  a  h  l  w  l  k  t  j  m  d
a  j  k  d  t  r  r  s  s  q  d  a  s  i  i  c  r  r
m  u  a  e  e  x  m  e  s  p  e  c  i  a  l  l  y  c
s  s  l  p  o  q  r  e  t  t  u  b  d  y  d  e  r  n
```

accuse	badly	half	man	phase
across	butter	human	match	populate
adjustment	changing	index	miss	protein
all	especially	lawsuit	narrow	scholar
anyway	fate	letter	native	until
authority	gift	majority	perfectly	women

WORD SEARCH - 2 (Solution)

w	h	j	y	h	t	l	a	e	h	p	l	a	s	t	i	c	k
o	s	y	m	a	f	p	s	o	m	e	w	h	e	r	e	a	s
y	a	q	d	d	s	l	e	j	f	w	d	d	y	i	y	i	a
h	r	u	n	r	b	z	m	i	x	i	t	k	q	a	r	a	g
t	l	e	x	d	i	e	g	o	s	b	i	j	v	h	k	g	c
t	f	g	t	e	t	h	c	p	t	h	e	d	h	e	e	o	d
e	y	k	s	t	t	d	u	a	g	i	g	r	k	s	u	r	p
x	u	v	x	i	a	t	o	u	u	s	o	h	u	t	l	x	m
p	t	f	n	v	e	b	o	o	q	s	t	n	i	t	e	g	u
a	n	g	f	p	v	n	c	e	t	c	e	m	q	p	a	e	h
n	g	p	b	g	e	t	l	a	f	s	v	f	d	e	r	e	p
s	o	m	w	a	p	p	r	o	a	c	h	i	i	c	n	n	f
i	t	o	j	h	m	g	o	s	p	g	n	o	a	n	i	q	f
o	a	t	c	a	s	u	o	i	g	i	l	e	r	e	n	l	t
n	m	h	s	i	r	o	j	w	n	v	m	m	f	s	g	h	o
s	o	e	w	w	x	l	e	g	o	m	a	b	t	e	y	n	p
v	t	r	o	t	h	g	i	e	h	n	f	v	g	r	u	i	s
p	n	f	b	u	o	l	a	c	i	n	i	l	c	p	u	y	y

adult	dispute	healthy	motion	sample
approach	enough	height	now	seize
battery	expansion	her	okay	somewhere
because	feature	hump	plastic	spot
clinical	fend	learning	presence	stood
dining	fighting	mother	religious	tomato

WORD SEARCH - 3 (Solution)

```
c b q s r e h t o d o m e s t i c v
w u a d n a s u o h t e b v p m g e
m h u o r e m q r p w a x h o k t t
n o b r g o e c a f r u s i h r e e
l s o m e o n e h g r y n c o c p r
l a e l p i c n i r p e e e n a v a
e n y a p u o c u g s e v a d w r n
t c j h o m n w w q p u l o d r g m
x q r e c o v e r s x g r h c r a q
f p b n t a i b o m b i n g a s p g
u a t x b c n o d c e f m d e q i d
i i q n a v c p g j l m u a p r n d
n r g f b r e s i s t a n c e j y m
j r x u y c w r n s t w a t c h w t
p u b l i s h e o e s e t t i n g j
d i r e c t l y s m o s t l y e y g
x i o x q e e l e c t r o n i c c b
p v e j s p a r t i c u l a r x h n
```

baby	domestic	mostly	publish	speech
bar	electronic	others	recover	surface
bombing	garden	pair	resistance	surgery
convince	glance	particular	segment	thousand
directly	graduate	principle	setting	veteran
discover	loud	prove	someone	watch

WORD SEARCH - 4 (Solution)

l	q	v	u	p	o	h	e	f	i	w	d	i	m	w	g	b	t
m	x	v	r	l	p	r	e	p	o	r	t	e	r	y	r	a	p
p	s	r	e	a	t	b	e	t	s	i	t	r	a	e	p	r	u
r	x	o	k	b	i	y	r	e	y	w	a	l	i	e	i	w	y
e	f	h	o	o	c	o	d	e	n	q	w	h	r	s	t	o	t
t	x	t	r	u	i	o	o	k	f	g	s	n	o	k	v	j	i
n	n	u	b	r	a	u	v	q	s	a	k	n	q	f	n	x	l
u	o	a	v	e	n	m	q	e	c	s	a	b	l	l	x	r	i
h	i	k	x	r	g	t	f	a	n	n	o	u	n	c	e	r	b
s	t	r	f	v	t	n	e	d	u	t	s	x	n	g	t	p	a
a	n	o	i	o	i	a	t	l	l	v	u	y	u	g	i	a	t
l	e	t	h	d	p	o	f	a	l	e	y	l	a	g	l	i	s
e	v	a	o	n	h	m	b	k	f	u	a	m	b	l	l	n	i
s	n	r	w	m	v	o	k	l	y	t	b	c	y	j	e	t	p
m	o	e	s	w	r	g	e	r	e	l	m	h	t	p	t	e	r
a	c	p	m	e	x	s	x	v	e	s	s	e	l	w	a	r	a
n	x	o	r	t	y	q	g	r	s	l	s	i	w	n	s	i	h
l	s	u	y	m	w	a	h	t	j	w	c	p	a	v	e	r	b

announcer	clerk	laborer	optician	salesman
artiste	convention	labourer	painter	satellite
author	gambler	lawyer	paver	stability
broker	harpist	midwife	prison	student
bullet	how	myself	regulate	taper
cashier	hunter	operator	reporter	vessel

Brands (Solution)

ODRF	ford	ESCMEEDR	mercedes
IPHISLP	philips	UEWIESRBD	budweiser
IHZEN	heinz	HAODN	honda
TRCERAI	cartier	OACL	cola
FAEOBOKC	facebook	VSAI	visa
IYHAUND	hyundai	HCNAEL	chanel
LZLAIAN	allianz	LELHS	shell
IGBEON	boeing	AENDARTNS	santander
CSOCI	cisco	EFNCEAS	nescafe
SAWYUB	subway	IEKA	ikea
LNAMCOE	lancome	NEITL	intel
BAEY	ebay	DPARA	prada
ANUMSSG	samsung	TFRKA	kraft
GOGLOE	google	EEIMSSN	siemens
PISTER	sprite	BEBRRUYR	burberry
EINHNEEK	heineken	LGTTEILE	gillette
INASNS	nissan	RRFREAI	ferrari
SLEETN	nestle	LADDSNCMO	mcdonalds
KSLOONAVWG	volkswagon	XEUSL	lexus
NEKI	nike	RCENOSSI	ericsson
ROCLEA	oracle	IFSOCRMOT	microsoft
HRCOSPE	porsche	MPSPARE	pampers
UCGCI	gucci	DAIDSA	adidas
XNOXE	exxon	UIDA	audi
OVCLTEHRE	chevrolet	SINDYE	disney
OOAYTT	toyota	MBOALOR	malboro
PPISE	pepsi	LCTAOEG	colgate
MOZANA	amazon	OANNDE	danone
LLDE	dell	LGKELSO	kellogs
XOERL	rolex	SBRAUTCKS	starbucks

SKYSCRAPER - 1 (Solution)
Intermediate

	2	2	1	3	
2	3	2	4	1	2
2	1	4	2	3	2
1	4	1	3	2	3
3	2	3	1	4	1
	2	2	3	1	

SKYSCRAPER - 2 (Solution)
Intermediate

	2	4	2	1	
2	3	1	2	4	1
1	4	2	1	3	2
3	2	3	4	1	2
2	1	4	3	2	3
	3	1	2	3	

134

SKYSCRAPER - 3 (Solution)
Intermediate

	3	1	2	2	
2	2	4	1	3	2
2	3	1	4	2	2
3	1	3	2	4	1
1	4	2	3	1	3
	1	3	2	2	

SKYSCRAPER - 4 (Solution)
Intermediate

	2	3	3	1	
2	3	2	1	4	1
1	4	1	2	3	2
3	1	3	4	2	2
2	2	4	3	1	3
	2	1	2	4	

SKYSCRAPER - 5 (Solution)
Intermediate

	2	3	3	1	
2	3	1	2	4	1
1	4	2	1	3	2
2	1	4	3	2	3
3	2	3	4	1	2
	2	2	1	4	

SKYSCRAPER - 6 (Solution)
Intermediate

	2	3	2	1	
4	1	2	3	4	1
1	4	3	1	2	3
2	2	1	4	3	2
2	3	4	2	1	3
	2	1	2	3	

SKYSCRAPER - 7 (Solution)
Intermediate

	3	1	4	2	
2	2	4	1	3	2
2	3	1	2	4	1
1	4	2	3	1	3
3	1	3	4	2	2
	2	2	1	2	

SKYSCRAPER - 8 (Solution)
Intermediate

	2	2	3	1	
2	3	2	1	4	1
2	1	4	3	2	3
1	4	1	2	3	2
3	2	3	4	1	2
	2	2	1	3	

137

SKYSCRAPER - 9 (Solution)
Intermediate

	1	2	3	2	
1	4	3	1	2	3
3	2	1	3	4	1
2	1	4	2	3	2
2	3	2	4	1	2
	2	2	1	3	

SKYSCRAPER - 10 (Solution)
Intermediate

	1	3	4	2	
1	4	2	1	3	2
3	1	3	2	4	1
2	2	4	3	1	3
2	3	1	4	2	2
	2	2	1	2	

MAZE - 1

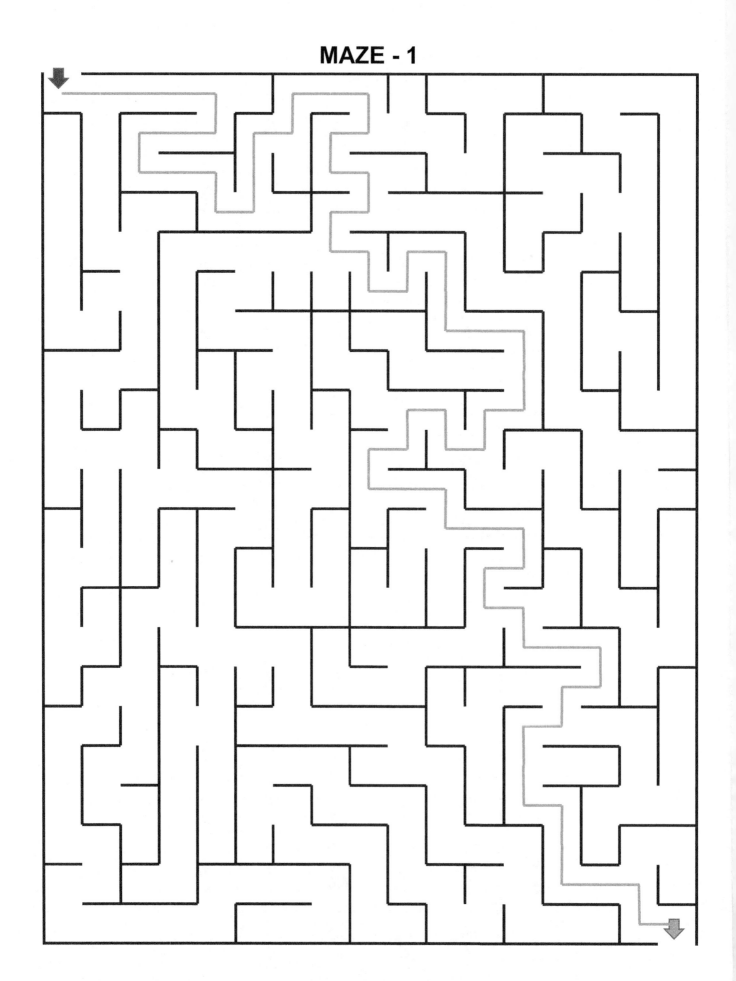

MAZE - 2

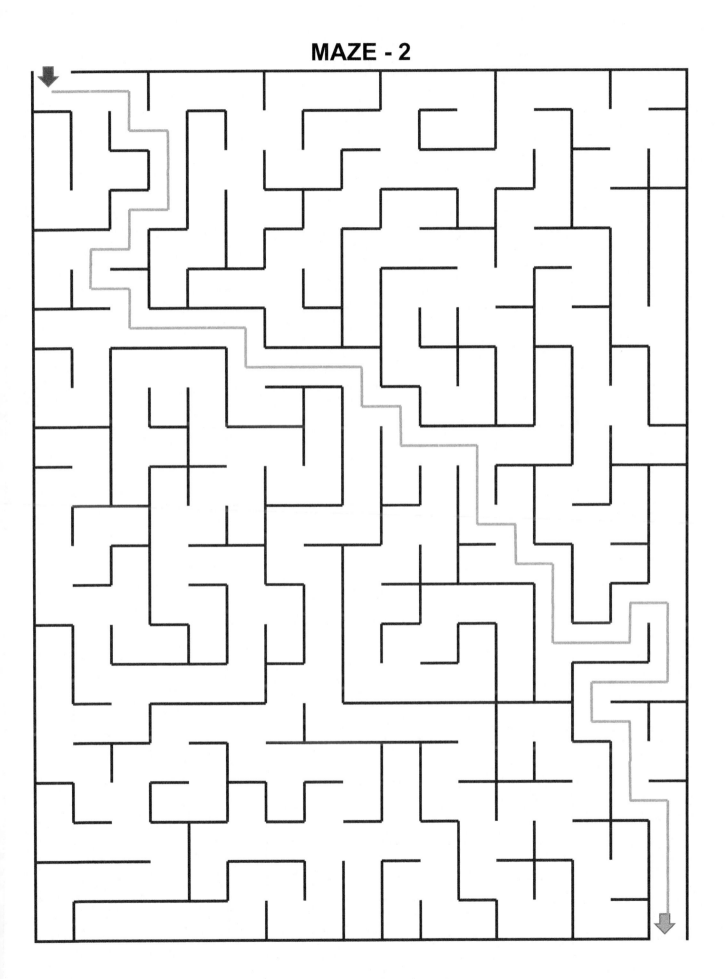

MAZE - 3

MAZE - 4

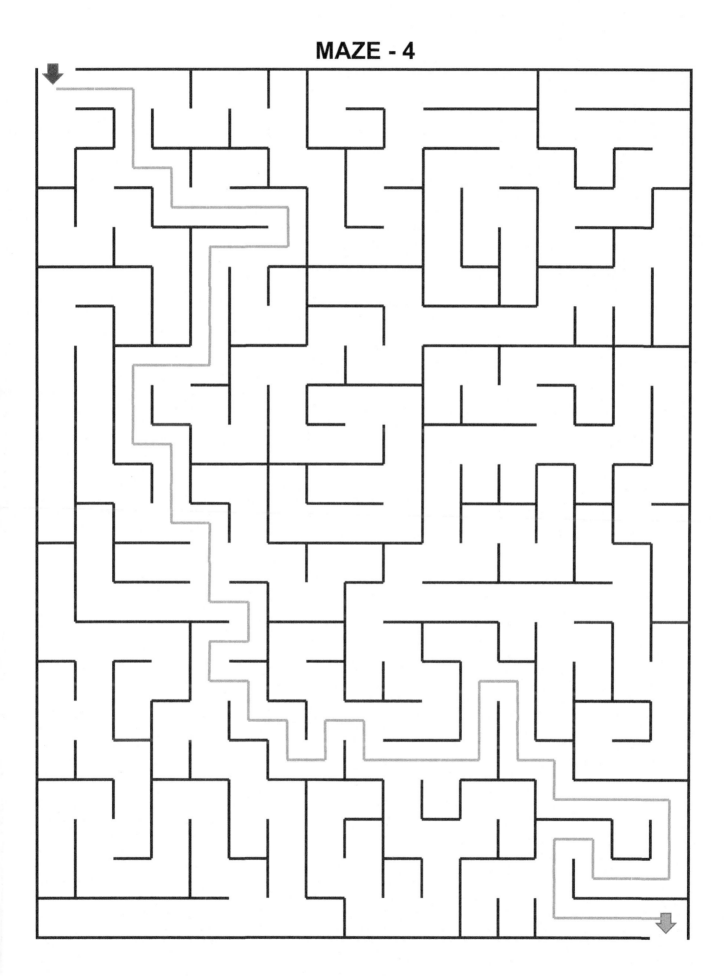

MAZE - 5

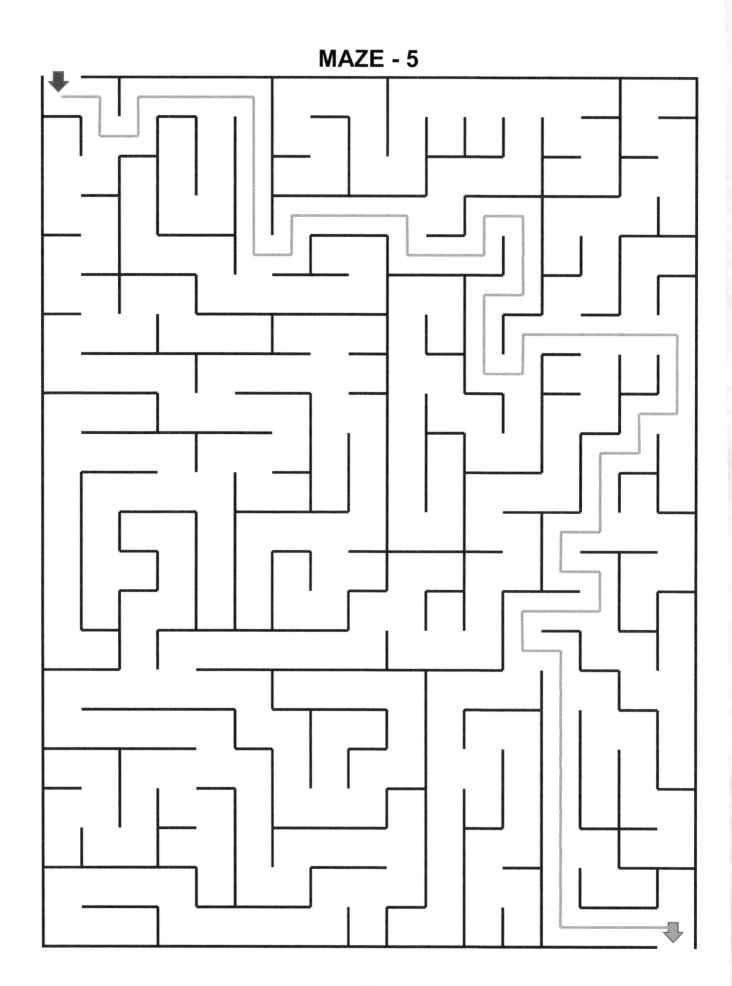

MAZE - 6

MAZE - 7

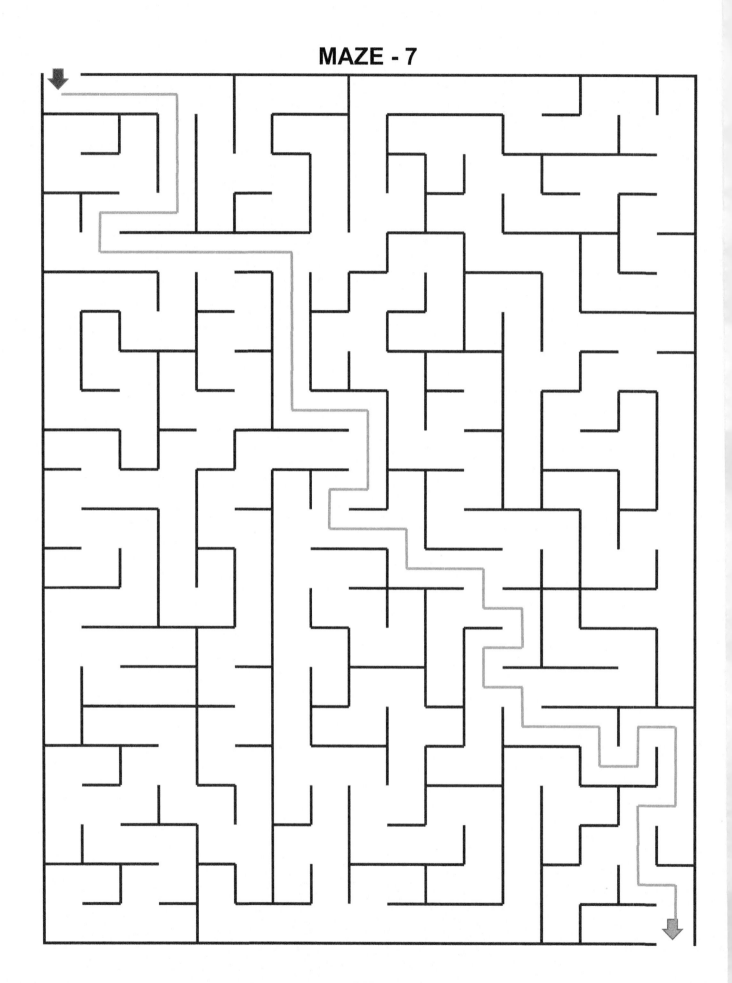

MAZE - 8

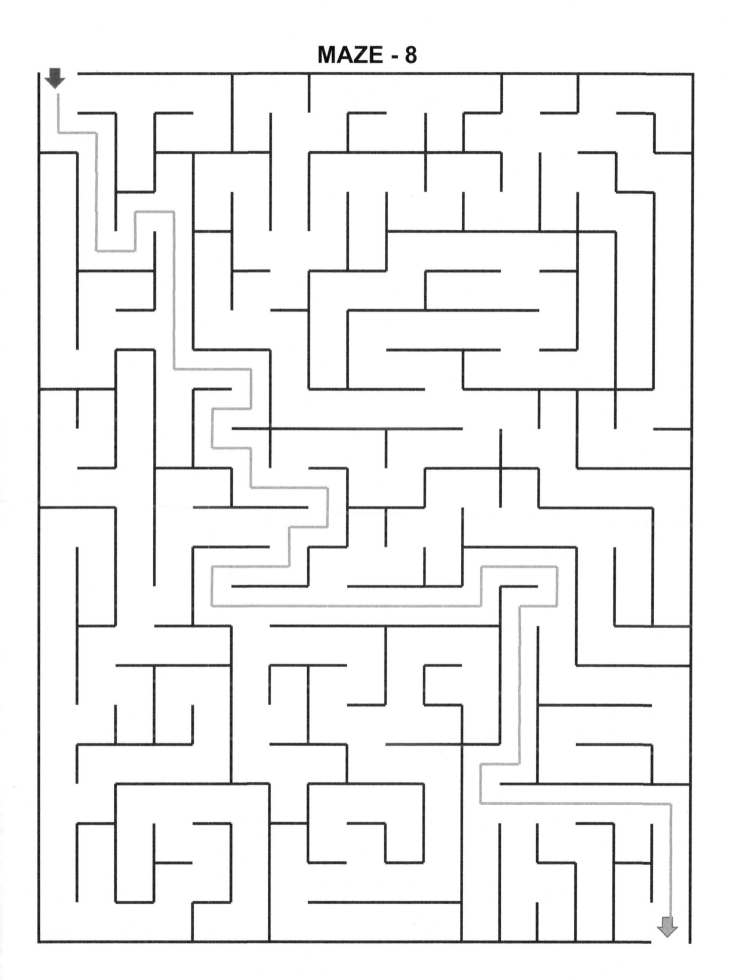

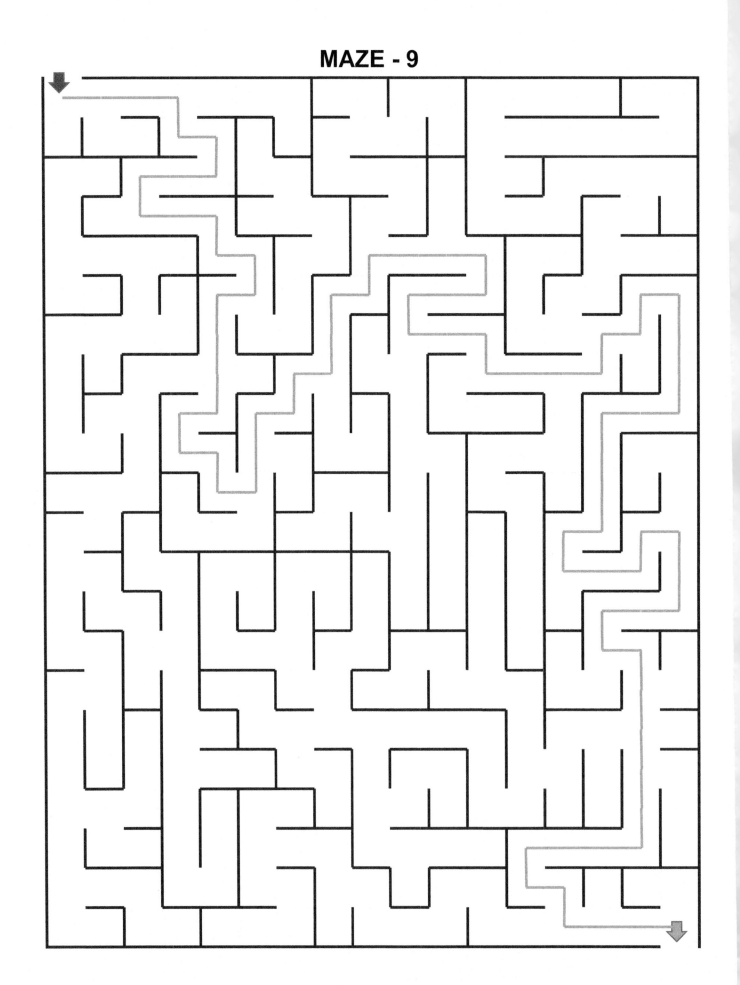

MAZE - 10

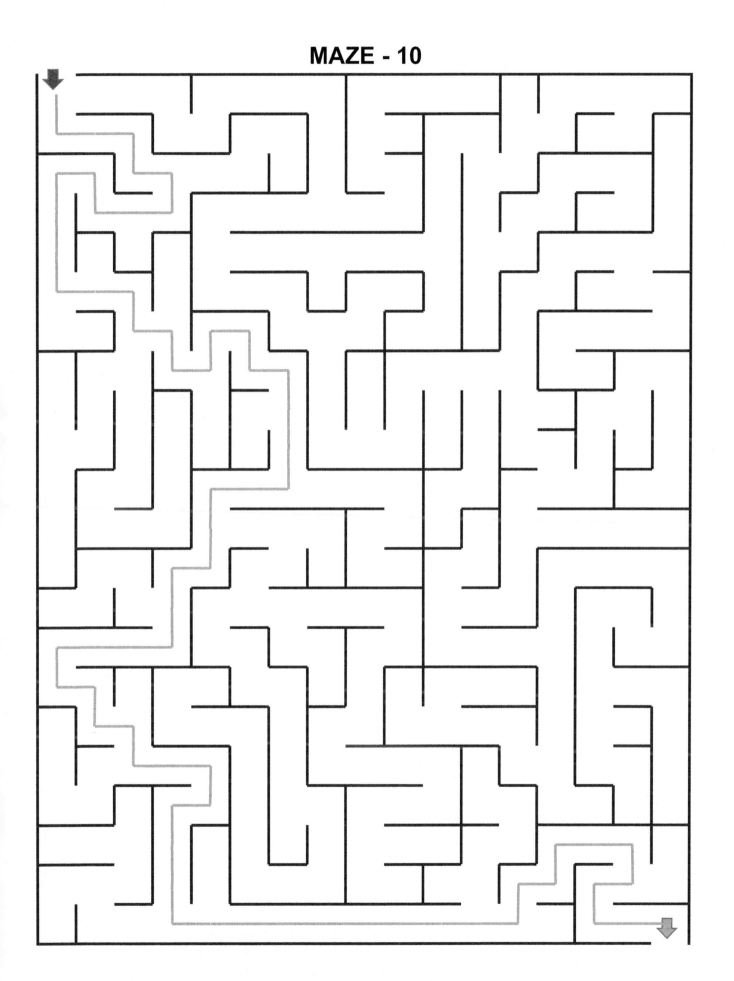

Printed in Great Britain
by Amazon